U0868633

新世纪全国高等中医药院校创新教材

医院感染预防与控制

（供护理专业用）

主　审　秦裕辉（湖南中医药大学）
　　　　吴安华（中南大学湘雅医院）
主　编　陈　燕（湖南中医药大学护理学院）
副主编　晋溶辰（湖南中医药大学护理学院）
　　　　马小琴（浙江中医药大学护理学院）
　　　　张先庚（成都中医药大学护理学院）

中国中医药出版社
·北　京·

图书在版编目（CIP）数据

医院感染预防与控制/陈燕主编．—北京：中国中医药出版社，2013.4（2025.3 重印）
新世纪全国高等中医药院校创新教材
ISBN 978－7－5132－1394－3

Ⅰ.①医… Ⅱ.①陈… Ⅲ.①医院－感染－卫生管理－中医学院－教材 Ⅳ.①R197.323

中国版本图书馆 CIP 数据核字（2013）第 058320 号

中国中医药出版社出版
北京经济技术开发区科创十三街 31 号院二区 8 号楼
邮政编码 100176
传真 010－64405721
廊坊市祥丰印刷有限公司印刷
各地新华书店经销
*
开本 850×1168 1/16 印张 11.25 字数 255 千字
2013 年 4 月第 1 版 2025 年 3 月第 8 次印刷
书 号 ISBN 978－7－5132－1394－3
*
定价 39.00 元
网址 www.cptcm.com

服务热线 010-64405510
购书热线 010-89535836
微信服务号 zgzyycbs
微商城网址 https://kdt.im/LldUGr
官方微博 http://e.weibo.com/cptcm
天猫旗舰店网址 https://zgzyycbs.tmall.com

新世纪全国高等中医药院校创新教材

《医院感染预防与控制》编委会

主　审　秦裕辉（湖南中医药大学）
　　　　吴安华（中南大学湘雅医院）
主　编　陈　燕（湖南中医药大学护理学院）
副主编　晋溶辰（湖南中医药大学护理学院）
　　　　马小琴（浙江中医药大学护理学院）
　　　　张先庚（成都中医药大学护理学院）
编　委　王革生（湖南省卫生厅卫生监督局）
　　　　石　焜（中南大学护理学院）
　　　　付陈超（中南大学湘雅医院）
　　　　向　宇（湖南中医药大学护理学院）
　　　　伍永慧（湖南中医药大学护理学院）
　　　　李　丽（中南大学湘雅医院）
　　　　李东雅（湖南中医药大学护理学院）
　　　　李春辉（中南大学湘雅医院）
　　　　李晓屏（湖南中医药大学第一附属医院）
　　　　吴元清（湖南湘潭职业技术学院）
　　　　张宇辉（湖南中医药大学第二附属医院）
　　　　周　阳（中南大学湘雅医院）
　　　　袁　群（湖南中医药大学护理学院）
　　　　黄　希（湖南省结核病防治所）
　　　　黄辉斌（湖南中医药大学第二附属医院）
　　　　舒　静（湖北中医药大学护理学院）
　　　　彭丽丽（湖南中医药大学护理学院）
　　　　傅　伟（湖南中医药大学护理学院）
　　　　谭　勇（湖南省结核病防治所）
　　　　潘晓彦（湖南中医药大学护理学院）
　　　　戴　玉（中南大学湘雅医院）

编写说明

预防与控制医院感染是保障医疗安全的一项非常重要的工作，不仅关系到患者安全，也关系到医务人员的健康。2006 年，世界患者安全联盟在报告中曾指出：全球每年有数以亿计的患者由于接受医疗服务时发生感染而使其治疗、护理变得更加复杂，导致有些患者病情加重，不得不延长住院时间；有些患者出现长期残疾；还有些患者因此而死亡。医院感染已成为影响患者安全、医疗质量和增加医疗费用的重要原因，也是临床高新医疗技术开展的主要障碍之一。

《医院感染预防与控制》创新教材供全国高等中医药院校、医学院校护理专业教学使用，由国内数十位医院感染预防与控制知名专家和学者，针对护理工作中应具备的医院感染核心知识与能力，依据国内外有关法规、规范、指南，结合医院感染管理理论以及长期从事医院感染管理工作的实践经验，历时近一年时间，几经讨论、数易其稿，编写而成。本着监测是基础，管理是手段，预防与控制是目的的理念，本教材分 12 章，系统归纳、阐述了医院感染的概念、医院感染管理的组织体系，感染暴发的处置措施，临床消毒灭菌隔离方法，医院感染监测方法，微生物标本采集、送检，重点科室及重点部门感染管理，医疗废物管理，抗菌药物合理应用，以及医务人员职业防护、手卫生等多个方面，几乎涵盖了医院感染控制中护理工作的所有方面。在高校护理教育中增设《医院感染预防与控制》课程，无疑将极大解决临床护士的院感知识结构缺陷的难题，为高效安全的临床护理提供保障。

本教材主要供医学院校护理学专业使用，可作为医学生在临床实习阶段的必读参考书。亦可作为医学生、临床护理人员在职培训的参考用书。同时也建议作为医院管理人员、各临床科室医生和护士以及感染控制的重点科室（如消毒供应中心、手术室、检验科、血液透析室、内镜室、药剂科、后勤保障和保洁部门等）工作人员的工具书。本书编写过程中，得到了中南大学湘雅医院吴安华教授的悉心指导，在此衷心感谢吴安华教授和中南大学湘雅医院的协助与支持。本教材还得到了众多多年从事医院感染监控工作的专职人员的大力支持和积极参与，使本书内容充实、针对性强，在详尽阐述医院感染预防与控制工作中的核心知识上，体现了规范性与科学性，同时又结合了专家们的大量实践经验与体会。在此对所有参与者一并致谢。在使用过程中，恳请各院校不断总结经验，提出宝贵意见，以便今后进一步修订提高。

本教材以国家近期颁发的医院感染相关的法律法规和指南为依据，在今后的实际工作中，新的法规在不断完善、陆续出台，若本书涉及内容与国家法规不一致处，以国家法规为准。

陈　燕

2013 年3 月

目　录

第一章 绪 论

医院感染预防与控制是医院管理中的重要组成部分，是研究在医院获得的一切感染的发生、发展及针对在医疗、护理、检验等活动过程中不断出现的感染情况，运用有关的理论和方法，总结医院感染发生规律，并为减少医院感染而进行的有组织、有计划的控制活动。

第一节 概念

一、医院感染定义

医院感染又称医院获得性感染，是指住院病人在医院内获得的感染，包括在住院期间发生的感染和在医院内获得、出院后发生的感染，但不包括入院前已开始或入院时已存在的感染。医院工作人员在医院内获得的感染也属医院感染。

（一）属于医院感染的情况

1. 无明确潜伏期的感染：

（1）规定入院48小时后发生的感染为医院感染

（2）有明确潜伏期的感染，自入院时起超过平均潜伏期后发生的感染为医院感染。

2. 本次感染直接与上次住院有关。

3. 在原有感染基础上出现其他部位新的感染（除外脓毒血症迁徙灶），或在原感染已知病原体基础上又分离出新的病原体（排除污染和原来的混合感染）的感染。

4. 新生儿在分娩过程中和产后获得的感染。

5. 由于诊疗措施激活的潜在性感染，如疱疹病毒、结核杆菌等的感染。

6. 医务人员在医院工作期间获得的感染。

（二）不属于医院感染的情况

1. 皮肤黏膜开放性伤口只有细菌定植而无炎症表现。

2. 由于创伤或非生物性因子刺激而产生的炎症表现。

3. 新生儿经胎盘获得（出生后48小时内发病）的感染，如单纯疱疹、弓形体病、水痘等。

4. 患者原有的慢性感染在医院内急性发作。

二、医院感染分类

医院感染分类方法很多，如根据病原体来源分为内源性感染和外源性感染；根据发生医院感染的对象分为医务人员医院感染和住院病人医院感染；根据医院感染发生部位分为呼吸道医院感染、泌尿道医院感染、手术部位医院感染、血液系统医院感染。

三、医院感染的传播过程

医院感染的传播过程要求具备三个环节，即：感染源、感染传播途径、易感者。

（一）感染（传染）来源

指感染病原体的来源，可分为内源性、外源性。

1. 内源性

病原体来自病人自身的常居菌或暂居菌，如来自肠道、泌尿道、生殖道等。这些部位的细菌移位到正常寄居部位之外，或不合理的抗生素治疗导致非优势菌过度生长时会引起医院感染。

2. 外源性

病原体来自医院感染的病人及病原携带者，这也是医院感染的主要传染源。如金黄色葡萄球菌感染的病人以及医院工作人员、陪护人员、探视者携带的病原菌可以在医院内传播。此外，医院的环境，如水龙头、水池、拖把、空调等都会存在细菌污染，造成医院感染。

（二）传播途径

指病原体从感染源到易感者的途径。医院感染传播途径呈多种形式，主要有空气传播、接触传播、消化道传播及血液传播四种类型。

1. 空气传播

病原体经空气传播是医院感染的主要途径之一。一般通过飞沫、飞沫核和尘埃三种方式进行。如流行性感冒病毒通过空气飞沫可在全病区传播；水痘病毒可通过空气飞沫经呼吸道使婴儿室或儿科病房发生水痘爆发；绿脓杆菌和金黄色葡萄球菌也可通过尘埃或空气污染伤口。金黄色葡萄球菌带菌者的鼻腔或人体皮肤湿润部位如会阴部、肛周、腋下、脐部等均可有此菌。

2. 接触传播

是人与人间传播的常见方式之一。

（1）直接接触传播

直接接触传播指传染源与易感者接触而未经任何外界因素所造成的传播。例如皮肤或伤口化脓性感染、甲型肝炎、感染性腹泻或鼠伤寒沙门菌感染等，在病人间有时可经直接接触而引起交叉感染。母婴之间可由直接接触而传播疱疹病毒、沙眼衣原体、淋球菌或链球菌等。

（2）间接接触传播

其常见的方式为病原体从感染源污染医护人员手或病室内杂物（如床单、食具、便器等），再感染其他病人。在这种传播中，医护人员的手起着重要媒介作用。

3. 消化道传播

如沙门菌、痢疾杆菌、甲型肝炎和戊型肝炎病毒等都可通过消化道传播。

4. 血液传播

输血可传播乙型肝炎病毒、丙型肝炎病毒、疟原虫、艾滋病病毒等。

感染性疾病可以通过一种途径传播，也可以通过几种途径传播，如 SARS 可以通过飞沫也可以通过接触传播。在医院感染传播过程中，人起着非常关键的作用，不仅是病原体的主要感染来源也是主要的传播者。

（三）病人易感性

不同病人，其易感性也不同。

1. 一般住院病人

因疾病本身以及各种治疗措施，如长期抗生素的治疗、应用皮质类固醇药物、放射治疗、抗肿瘤药物治疗、导管插入麻醉等均可使免疫功能降低，而导致医院感染。

2. 免疫缺陷病人

不同免疫缺陷类型患者对不同病原微生物敏感性也不相同。体液免疫水平低的病人易感染葡萄球菌、链球菌和革兰阴性杆菌。细胞免疫缺陷的病人易感染放线菌、霉菌、病毒等。

3. 老年及婴幼儿患者

老年患者生理防御功能减退，婴幼儿患者免疫功能发育尚未成熟，容易发生感染，其后果往往严重。

第二节　医院感染学发展史

医院感染学是伴随医院感染而产生的，是人们认识医院感染、了解医院感染、控制医院感染的历史。了解医院感染学的发展历程，对于认识医院感染和控制医院感染具有重要意义。

一、国外医院感染学简介

在 19 世纪以前，由于医院的客观条件所限，加之人们不了解感染是由致病微生物所致，没有消毒隔离措施，医院感染非常严重。巴黎有一家 1 000 张病床的医院（Dieu 医院），在进行伤口换药时，用 1 块纱布连续地为很多病人清洗伤口，结果造成所有病人的伤口都发生感染。该院行截肢术后病人的死亡率高达 60%。关于 Dieu 医院的记述是："那时一个最大的医院，同时也是一个最富有和最可怕的医院。"产褥热是当时欧洲医院感染中造成损失最大、问题最严重、研究最多、并最终得到解决的问题。Thomas Lightfoot 曾认为"产院是引导产妇走向死亡之门”。由于产褥热的危害和影响，直至1940年，在某些发达国家仍有50%的产妇不愿到医院分娩。匈牙利医生Semmelweiss观察到由负责做尸检的医生接生的产妇发生产褥热机会比助产士接生的高出9倍。他推断产褥热的发生可能与医生手上有某种致病因子有关，进而提出用漂白粉严格洗手预防产褥热，使产褥热的发生率下降了10倍。

Pasteur在显微镜下证实了空气中含有大量微生物，并采用加热、消毒法来减少其数量。受Pasteur发现的启示，英国外科医生Lister首先指出伤口的化脓也是微生物感染的结果，并提出消毒的概念，随后于1867年发表了著名的有关外科无菌操作技术的论文，其中大部分原则仍沿用至今。1889年，Halstead在John Hopkinks医院工作时，因其未婚妻（手术室护士）对升汞洗手过敏，便请Goodyear公司于1889年制作了两付橡胶手套，从此开创了外科手术时戴手套的新纪元。

第二次世界大战结束后，随着现代医院的建立与发展，其技术水平、现代设备水平、现代管理水平的提高，一方面促进了原有医院感染问题的解决，另一方面也增加了新的威胁。在20世纪40年代前后，先后发现了磺胺和青霉素等抗菌药物，为治疗各种感染提供了有效武器，使医院感染问题一度得以缓解，但也造成了轻视无菌技术和消毒隔离制度的现象，导致医院感染情况较前更为严重。另外，在大量使用抗菌药物过程中，不断产生耐药菌株，促使人们又不断去研制新的抗菌药物。再如为诊断和治疗目的而采用的各种侵入性操作（如各种插管和内窥镜等），增加了医院感染的风险。因此，在医院进入现代化阶段，医院感染也以不同于过去的特点严重地影响着医疗实践，迫使人类采取更科学的手段去解决。

对医院感染研究起到很大促进作用的是20世纪50年代在欧美首先发生的耐甲氧西林金黄色葡萄球菌（MRSA）感染，这种感染很快席卷全球，形成世界大流行。美国疾病控制中心（CDC）于1958年召开了两次关于MRSA感染的全国性学术会议。会议分析了造成流行的原因和制订了一系列防治措施，从微生物学和流行病学监测，控制措施到医院感染管理都建立了雏形，从此揭开了现代医院感染研究的序幕。随后CDC建立了第一个约有80所医院参加的医院感染监测系统，用于做各种分析研究，保持和推动医院感染控制工作。

医院感染已成为世界医学界的研究课题。许多国家相继成立了研究学会和出版了医院感染控制专业刊物，我国也创刊了《中华医院感染学杂志》。可以预见，医院感染学将成为今后医学界重要的研究领域。

二、我国医院感染管理发展与现状

我国有组织的医院感染管理起步较晚，虽发展较快但发展不平衡。

（一）1978～1986年为萌芽阶段

此阶段医院感染管理工作是自发的、零散的、粗浅的，而且集中在发达城市的大型综合医院，多数停留在医院感染发病及危险因素的调查水平。

（二）1986～1994年为起步阶段

在此阶段主要开展了以下工作：

1. 卫生行政部门积极参与和领导全国的感染管理工作，成立了医院感染管理协调小组、建立全国医院感染监测网、颁布有关医院感染的相关法律法规，开展医院感染管理的现场监督、检查与调研等。

2. 医疗机构逐步建立医院感染管理三级组织网络，成立医院感染管理委员会，感染管理科，临床医院感染管理小组。建立健全了各类医院感染的管理制度与规范。

3. 开展医院感染专业知识的培训，专业队伍逐渐形成。初步培养了一批医院感染管理专职人员，同时部分医疗机构开展内部培训提高医务人员的感染控制意识与相关知识。

4. 建立全国医院感染监控网（先后有中国预防医学科学院和中南大学湘雅医院负责业务工作），开展医院感染监测工作，了解医院感染的发病率、患病率、危险因素及其基本特性，为宏观管理提供了科学依据。1989 年成立中华预防医学会医院感染控制学组，1991 年建立医院感染控制分会，中国医院协会于 1994 年成立医院感染管理专业委员会，这些学会的建立极大地推动了全国感染控制与管理的学术交流。在此阶段医院感染管理学逐步形成，出版了《医院感染学》《医院感染预防与控制规范》等专著，加强了与国际的交流，成为国际感染控制联盟的成员国。

（三）1995～2002 年为发展阶段

卫生行政部门加大了对医院感染的管理力度，分别于 1995 年、1999 年、2001 年对医院感染管理工作进行督察与表彰，对多起影响较大的医院感染事件进行多次通报。医院感染管理组织机构不断健全、配备院感管理专职人员且专业梯队日趋合理、素质不断提高。医院感染的监测逐步规范、资料的利用更加有效。医院感染的控制措施更加具体和有针对性，效果更加显著。

（四）2003 年起我国医院感染管理进入快速提高阶段

2003 年 SARS 流行，暴露了我国感染控制方面的一些问题，同时也加快了医院感染法规的建设和医院感染管理的力度。2006 年卫生部颁布了《医院感染管理办法》，重点部门、重点环节的医院感染控制日益规范。目前，大医院（600 张床位以上的医院）已基本设立医院感染管理科。今后将进一步加强与国际的交流与合作，利用现代高新技术和信息网，达到资源共享，尽快赶上发达国家的水平。

第三节　医院感染管理组织机构与职责

2006 年国家卫生部颁布了《医院感染管理办法》，对我国医院感染管理的组织模式和机构做了明确的规定，即“住院床位总数在 100 张以上的医院应当设立医院感染管理委员会和独立的医院感染管理部门。住院床位总数在 100 张以下的医院应当指定分管医院感染管理工作的部门。其他医疗机构应当有医院感染管理专（兼）职人员。”目前，我国医院感染管理组织系统有：卫生部医院感染预防与控制专家组，省级医院感染预防与控制专家组，医院感染管理委员会，医院感染管理科或办公室，各临床科室医院感染管理小组。

一、卫生行政部门的医院感染管理组织及其职责

卫生部成立医院感染预防与控制专家组，成员由医院感染管理、疾病控制、传染病学、临床检验、流行病学、消毒学、临床药学、护理学等专业的专家组成。主要职责是：

1. 研究起草有关医院感染预防与控制、医院感染诊断的技术性标准和规范；
2. 对全国医院感染预防与控制工作进行业务指导；
3. 对全国医院感染发生状况及危险因素进行调查、分析；
4. 对全国重大医院感染事件进行调查和业务指导；
5. 完成卫生部交办的其他工作。

省级人民政府卫生行政部门成立医院感染预防与控制专家组，负责指导本地区医院感染预防与控制的技术性工作。

二、医疗机构的医院感染管理组织及其职责

医疗机构医院感染管理组织由三级组织机构组成。一级机构是医院业务院长领导下的医院感染管理委员会，二级机构是医院感染管理科，在医院感染管理委员会指导下开展工作，三级机构即各科室的医院感染管理小组，由科室主任、护士长、兼职监控医师、监控护士组成，在医院感染管理科领导下开展工作。

（一）医院感染管理委员会及其职责

医院感染管理委员会由医院感染管理部门、医务部门、护理部门、临床科室、消毒供应室、手术室、临床检验部门、药事管理部门、设备管理部门、后勤管理部门及其他有关部门的主要负责人组成，主任委员由医院院长或者主管医疗工作的副院长担任。其具体职责是：

1. 认真贯彻医院感染管理方面的法律法规及技术规范、标准，制定本医院预防和控制医院感染的规章制度、医院感染诊断标准并监督实施；
2. 根据预防医院感染和卫生学要求，对本医院的建筑设计、重点科室建设的基本标准、基本设施和工作流程进行审查并提出意见；
3. 研究并确定本医院的医院感染管理工作计划，并对计划的实施进行考核和评价；
4. 研究并确定本医院的医院感染重点部门、重点环节、重点流程、危险因素以及采取的干预措施，明确各有关部门、人员在预防和控制医院感染工作中的责任；
5. 研究并制定本医院发生医院感染暴发及出现不明原因传染性疾病或者特殊病原体感染病例等事件时的控制预案；
6. 建立会议制度，定期研究、协调和解决有关医院感染管理方面的问题；
7. 根据本医院病原体特点和耐药现状，配合药事管理委员会提出合理使用抗菌药物的指导意见。

（二）医院感染管理部门、分管部门及医院感染管理专（兼）职人员及职责

医院感染管理部门、分管部门及医院感染管理专（兼）职人员，是医院感染管理工作

的具体执行者。这些部门及人员具体负责医院感染预防与控制方面的管理和业务工作。主要职责是：

1. 对有关预防和控制医院感染管理规章制度的落实情况进行检查和指导；

2. 对医院感染及其相关危险因素进行监测、分析和反馈，针对问题提出控制措施并指导实施；

3. 对医院感染发生状况进行调查、统计分析，并向医院感染管理委员会或者医疗机构负责人报告；

4. 对医院的清洁、消毒灭菌与隔离、无菌操作技术、医疗废物管理等工作提供指导；

5. 对传染病的医院感染控制工作提供指导；

6. 对医务人员有关预防医院感染的职业卫生安全防护工作提供指导；

7. 对医院感染暴发事件进行报告和调查分析，提出控制措施并协调、组织有关部门进行处理；

8. 对医务人员进行预防和控制医院感染的培训工作；

9. 参与抗菌药物临床应用的管理工作；

10. 对消毒药械和一次性使用医疗器械、器具的相关证明进行审核；

11. 组织开展医院感染预防与控制方面的科研工作；

12. 完成医院感染管理委员会或者医疗机构负责人交办的其他工作。

（三）各科室的医院感染管理小组及职责

临床各科室的医院感染管理小组主要负责本科室医院感染的预防与控制工作。具体职责是：

1. 负责本科室医院感染管理的各项工作，根据本科室特点，制定管理制度，并组织落实。

2. 对医院感染病例及感染环节进行监测，采取有效措施，降低本科室医院感染发生率；主治医师对于医院感染病例应于24h内以报告卡的形式上报医院感染管理科。一旦发现暴发流行，必须立即报告医院感染管理科。

3. 做好本科室的消毒、灭菌、隔离工作，防止外源性感染。

4. 遵守抗菌药物的合理使用原则，做好微生物监测工作。

5. 落实各种消毒隔离和感染控制制度。

6. 实施本科室医院感染在职教育。

三、医院感染管理相关部门的职责

（一）医务管理部门在医院感染管理工作中的职责

1. 协助组织医师和医技部门人员预防、控制医院感染知识的培训。

2. 监督、指导医师和医技人员严格执行无菌技术操作规程、抗感染药物合理应用、一次性医疗用品的管理等有关医院感染管理的制度。

3. 发生医院感染暴发或流行趋势时，统筹协调感染科及相关科室、部门开展感染调查与控制的工作；根据需要进行医师人力调配；组织对病人的治疗和善后处理。

（二）护理管理部门在医院感染管理工作中的职责

1. 协助组织全院护理人员预防、控制医院感染知识的培训。

2. 监督、指导护理人员严格执行无菌技术操作、消毒、灭菌与隔离、一次性使用医疗用品的管理等有关医院感染管理的规章制度。

3. 发生医院感染流行或暴发趋势时，根据需要进行护士人力调配。

（三）总务后勤科在医院感染管理工作中的职责

1. 负责组织医院废弃物的收集、运送及无害化处理工作。

2. 负责组织污水的处理、排放工作，符合国家“污水排放标准”要求。

3. 监督医院营养室的卫生管理工作，符合《中华人民共和国食品卫生法》要求。

（四）药剂科在医院感染管理工作中的职责

1. 负责本院抗感染药物的应用管理，定期总结、分析和通报应用情况。

2. 及时为临床提供抗感染药物信息。

3. 督促临床人员严格执行抗感染药物应用的管理制度和应用原则。

（五）检验科在医院感染管理工作中的职责

1. 负责医院感染常规微生物学监测。

2. 开展医院感染病原微生物的培养、分离鉴定、药敏试验及特殊病原体的耐药性监测，定期总结、分析，向有关部门反馈，并向全院公布。

3. 发生医院感染流行或暴发时，承担相关检测工作。

四、医务人员在医院感染管理中的职责

1. 严格执行无菌技术操作规程等医院感染管理的各项规章制度。

2. 掌握抗感染药物临床合理应用原则，做到合理使用。

3. 掌握医院感染诊断标准。

4. 发现医院感染病例，及时送病原学检验及药敏试验，查找感染源、感染途径，控制蔓延，积极治疗病人，如实填表报告；发现有医院感染流行趋势时，及时报告感染管理科，并协助调查。发现法定传染病，按《传染病防治法》的规定报告。

5. 参加预防、控制医院感染知识的培训。

6. 掌握自我防护知识，正确进行各项技术操作，预防锐器刺伤。

五、护理人员在医院感染管理中的地位与作用

医院的消毒、灭菌和隔离是切断医院感染传播途径、预防外源性医院感染的重要保证。

所有预防医院感染的基本手段和方法都离不开护理操作。国内外调查结果显示，医院感染中有30% ~50%与不恰当的护理操作及护理管理有关。由此可见，护理人员是预防和控制医院感染的主力军，在医院感染管理中占有重要地位。护理人员通过严格执行消毒灭菌原则、无菌操作技术，正确运用隔离技术，以及监督合理使用抗菌药物等手段，可以使医院感染的发生率降到最低程度。充分发挥护理人员在感染预防和控制中的作用，对医院感染管理工作的开展意义深远。

第二章 医院感染的病原学特点

第一节 微生物分类与感染

一、微生物分类

微生物（microorganism）是存在于自然界的一大群形体微小、结构简单、肉眼直接看不见，必须借助光学显微镜或电子显微镜放大数百至数万倍才能观察到的微小生物。按其大小、结构、组成等分为三大类，即原核细胞型（包括：细菌、放线菌、螺旋体、立克次体、支原体、衣原体）、真核细胞型（如：真菌）和非细胞型微生物（如：病毒、亚病毒和朊毒体）。

与人体关系密切的微生物可分为三类：第一类：正常菌群（normal flora）：定居在人体皮肤及黏膜上的各类非致病性微生物，不致病，对人体有益。它们在宿主细胞上定居、生长和繁殖的现象称为定植（colonization）。第二类：机会致病性微生物（opportunistic microorganism）：原属正常菌群中的细菌，在机体抵抗力下降，微生物寄居部位改变或寄居微生物菌群平衡失调时可致病。此类菌群多引起内源性感染，是医院感染的主体。第三类：病原微生物或致病微生物（pathogenic microorganisms）：是少数能引起人类和动、植物致病的微生物。

引起人类感染性疾病的病原微生物有病毒、螺旋体、细菌、立克次体、衣原体、支原体、真菌，以病毒和细菌最为常见。了解其分类有助于感染性疾病的诊断。

1. 病毒分类

（1）现代分类法

根据病毒的核酸成分、电镜下结构、大小和抗原性等理化和生物学特征进行分类，可将所有人与动物病毒分为DNA和RNA病毒两大类。如：轮状病毒为RNA病毒，乙型肝炎病毒为DNA病毒。

（2）传统分类法

按病毒对宿主或宿主某一器官的“嗜性”，结合流行病学特点如主要传播途径、侵袭部位、临床特征等而分群：①呼吸道病毒，如：流感病毒、副流感病毒等；②肠道病毒，如：

脊髓灰质炎病毒、肝炎病毒等；③皮肤及黏膜出疹性病毒，如：麻疹病毒、风疹病毒等；④虫媒病毒，如：流行性乙型脑炎病毒；⑤神经病毒，如：狂犬病毒等；⑥肿瘤病毒，如：腺病毒、白血病病毒等。尚有某些病毒可通过不同途径侵犯多种脏器引起综合征，较难归类，如人巨细胞病毒、HIV 病毒等。目前大多数学者主要沿用传统分类法进行分类。

2. 细菌分类

（1）表型分类法

为传统的分类法，以细菌的形态、结构、生理、生化和血清反应等细菌的表型为主要依据。此方法的缺点为可导致鉴定分类错误。

（2）分子生物学技术分类

也称基因分型。通过分析 DNA 的碱基组成，基因组大小和比较 DNA 的同源性从而分析细菌 DNA 的亲缘关系。

3. 真菌分类

真菌属真核微生物。传统分类方法主要依据真菌的形态、细胞生理、生化性质，尤其有性生殖阶段的形态特征。通常按引起疾病部位来区分，分为：浅部真菌和深部真菌。浅部真菌如皮肤癣菌，深部真菌如念珠菌、曲霉、毛霉。

二、感染

外源性病原微生物或内源性机会致病性微生物侵入宿主后，进行生长繁殖，释放毒性物质或致体内生态环境失调引起机体病理过程，称为感染（infection）。

感染性疾病的类型

1. 按感染来源分类

分为外源性感染和内源性感染。外源性感染是由外界致病微生物侵入而致病的，如伤寒沙门菌、结核分枝杆菌和疟原虫导致的感染。

内源性感染是指由体内寄生的正常微生物群引起的，因为必须在一定条件下才能致病，故又称条件致病菌或机会致病菌，如机体抗力低下时，从原来寄居在肠道、口咽和泌尿生殖部位的正常菌群转移至其他易感部位造成的感染。

2. 按感染部位分类

分为局部感染和全身感染。

局部感染：感染局限于一定部位，如疖、痈、压疮等局部化脓性炎症。

全身感染：感染发生后病原菌或其代谢产物向全身扩散，引起各种临床表现。

3. 按感染的病原体分类

由各种感染的病原体导致的感染，可通过其病原体名称来为疾病命名，如：隐球菌脑膜炎、食道念珠菌病、淋球菌尿道炎等。

第二节　现代医院感染菌变化特点

一、医院感染微生物特征

1. 大多数医院感染病原体为机会致病菌，且多为耐药菌株，可引起外源性或内源性感染。机会致病菌的主要特点：①毒力弱或无明显毒力。因为机会致病菌主要是正常菌群在特定条件改变下从而致病的，故其毒力显然不同于引起危害较大的传染病如霍乱、流行性脑脊髓膜炎、流行性乙型脑炎、肾综合征出血热等毒力较强的致病性微生物。②常为耐药菌或多重耐药菌（multiple drug resistant organisms，MDRO）。引起机会性感染的主要病原菌有铜绿假单胞菌、肺炎克雷伯菌、大肠埃希菌、阴沟肠杆菌、金黄色葡萄球菌、表皮葡萄球菌、肠球菌及白假丝酵母菌等。此类病原菌均为最常见的天然或获得性耐药菌，且往往为多重耐药菌。因此，不仅临床治疗棘手，造成免疫功能低下患者极为严重甚至致死性感染，而且常在抗生素的选择压力下在医院人群中传播，甚至暴发流行。③新的机会性致病菌不断出现。如由于抗菌药物长期使用导致的伪膜性肠炎，过去认为主要是耐药的金黄色葡萄球菌所致，近年来已证实这种“抗生素相关性腹泻”主要由艰难梭状芽孢杆菌所致。

2. 引起社区感染的新、老传染病的病原体均可引起医院感染中的外源性感染，如鼠伤寒沙门菌（可致暴发）、乙型肝炎病毒（血流感染），SARS 冠状病毒（呼吸道传播），但它们并非是医院感染病原体的主流。

3. 免疫功能低下病人的病原谱广，包括病毒、细菌、真菌、寄生虫等，如器官移植受体和艾滋病患者易发生各类细菌、结核、真菌、肺孢子菌、巨细胞病毒、弓形虫等感染，多数为内源性感染，也可发生外源性感染。

4. 医院感染病原体可随时间变迁。如随着抗菌药物应用可发生真菌二重感染；随着免疫功能缺损的进展而发生病原体改变。如艾滋病病人中，当 $CD4^+$ 细胞小于 $200/mm^3$ 时，易发生肺孢子菌感染；当 $CD4^+$ 细胞小于 $150/mm^3$ 易发生鸟分枝杆菌感染。器官移植受体也可在移植后随时间进展，病原体有规律地更替。尤其是近年来革兰阴性杆菌中非发酵菌、革兰阳性球菌中的表皮葡萄球菌以及真菌中的曲霉菌引起的感染有增多趋势。

5. 一种病原体可引起多部位感染，或一个部位有多种病原菌感染（复合菌感染或混合感染）。值得注意的是同一时间、同一部位的混合感染并非多见。

二、医院感染常见病原体

1. 细菌

共生菌是健康人的正常菌群，他们具有预防病原微生物定植的重要保护作用。当宿主免疫力低下时，有些共生菌能引起感染，例如皮肤上的凝固酶阴性葡萄球菌可以引起血管内感染，肠道内的大肠埃希菌也是泌尿道感染最常见的病原菌。而致病菌有很强的毒性，不管宿主身体状况怎样，它都能引起感染（散发或流行）。例如：厌氧菌中的产气荚膜梭菌能引起坏疽。革兰阳性球菌中的金黄色葡萄球菌能引起肺部、骨、心脏和血流的各种感染，并常常对抗生素耐药。

当宿主免疫损伤时（如插入导管），革兰阴性杆菌中的肠杆菌科（如大肠埃希菌，变形杆菌，克雷伯菌，黏质沙雷菌）也可定植并引起严重感染（手术部位、肺炎、菌血症、腹膜炎）。它们也具有较高的耐药性。医院内的其他细菌也具有特别的危险性。例如吸入污染水产生的含军团菌的气溶胶（空调、洗澡、治疗气溶胶）能引起肺炎（散发或流行）。

2. 病毒

许多病毒有医院传播的可能，包括乙型肝炎病毒和丙型肝炎病毒可通过输血、透析、注射等传播，呼吸道合胞病毒（RSV）和SARS冠状病毒可通过空气或飞沫传播，轮状病毒和肠病毒可通过接触传播。其他病毒也能被传播，如巨细胞病毒、单纯疱疹病毒、带状疱疹病毒、人类免疫缺陷病毒（HIV）、埃博拉病毒、流感病毒。前三者除可传播外，还可因内源潜伏感染活化而发病。

3. 真菌

许多真菌为机会性病原体，在大量抗菌药物治疗和严重免疫力低下时能引起感染（假丝酵母菌属，曲霉菌，新生隐球菌，卡氏肺孢子菌等），以白假丝酵母菌多见，但是近年其他假丝酵母菌有增加的趋势，如克柔假丝酵母菌、热带假丝酵母菌等。真菌常常是免疫力低下病人全身感染的主要原因。而病原性真菌，如曲霉菌原来存在于灰尘和土壤中，经空气传播造成环境污染也是一个感染的原因，这种情况特别容易发生在医院建设过程中。

4. 寄生虫

寄生虫可分为原虫和蠕虫，不归类于微生物，但某些寄生虫可导致医院感染甚至暴发。如蓝氏贾第鞭毛虫可通过消毒不严格的胃肠镜在成人和儿童中传播。疥螨（疥疮）是外寄生物，它在医疗保健机构中已多次引起暴发。

5. 其他

如朊毒体，有发生医源性（神经外科手术）克雅病的报道，也有因输血而传播变异性克雅病报道。

三、医院感染微生物变化

随着人类生活水平的提高及公共卫生事业的发展，感染性疾病的类型发生了很大的变化。传统的对人类生命产生巨大威胁的传染病发病率逐渐降低。新发传染病及机会性致病微生物导致的感染正对人类造成新的威胁。

在20世纪50～60年代，全球范围内条件致病菌以革兰阳性菌为主，如在美国主要是金黄色葡萄球菌，而在英国主要以溶血性链球菌为主。到60年代，英国以耐青霉素金黄色葡萄球菌为主，我国也以革兰阳性球菌为主。70～80年代以后，国内外引起的机会性感染均以革兰阴性杆菌为主。机会性致病菌主要为细菌，其中常见的有革兰阴性杆菌中的大肠埃希菌、鲍曼不动杆菌、肺炎克雷伯菌、铜绿假单胞菌等，革兰阳性菌有金黄色葡萄球菌、凝固酶阴性葡萄球菌等。真菌中以白假丝酵母菌为最常见，粒细胞缺乏患者曲霉菌感染的发生率较高。

20世纪末以来，由于临床上β-内酰胺类抗生素特别是第三代头孢菌素的广泛使用，革兰阴性杆菌的耐药现象日益严重，肠杆菌科细菌耐药以产生超广谱β-内酰胺酶（Extended-Spectrum β-Lactamases，ESBLs）和AmpC酶为其主要耐药机制。产ESBLs细菌主要以大肠埃希菌和肺炎克雷伯菌为主；产AmpC酶细菌则以阴沟肠杆菌发生率最高；非发酵菌中铜绿假单胞菌的耐药机制尤其复杂，且产生了对碳青霉烯类抗生素耐药的菌株；而葡萄球菌中出现了甲氧西林耐药的葡萄球菌（Methicillin-resistant Staphylococcus，MRS），MRS为多重耐药株且具有交叉耐药性，引起了国际医药界人士的广泛关注。特别是万古霉素耐药和中介的葡萄球菌（Vancomycin-resistant Staphylococcus，VRS和Vancomycin Intermediate Staphylococcus，VIS）导致的感染在全球已经出现。英国和印度等国学者最近又有报道产NDM-1（New Delhi Metallo-β-lactamase 1，Ⅰ型新德里金属β-内酰胺酶）泛耐药肠杆菌科细菌，是新近报道的泛耐药细菌。这些新出现的耐药菌株已向人类发出了挑战。

第三章　清洁、消毒、灭菌

清洁、消毒、灭菌是预防和控制医院感染的一个重要环节。它包括医院病室内外环境的清洁、消毒、诊疗用具、器械、药物的消毒、灭菌，以及接触传染病患者的消毒隔离和终末消毒等措施。

第一节　清洁

一、清洁的概念

清洁是指用清水及去污剂清除物体表面的一切污垢及部分微生物。常用于家具、地板、餐具、杂物等的处理，或物品在消毒、灭菌前的准备。

二、常用清洁方法

（一）手工清洗

对于无机器清洗设备或一些不耐热的器械、较精细结构复杂、不能长时间浸泡于水中的器械、有严重污染或生锈的器械必须手工清洗。

1. 操作程序

（1）冲洗：将器械、器具和物品置于流动水下冲洗，初步去除污染物。

（2）洗涤：冲洗后，应用酶清洁剂或其他清洁剂浸泡后刷洗、擦洗。

（3）漂洗：洗涤后，再用流动水冲洗或刷洗。

（4）终末漂洗：应用软水、纯化水或蒸馏水进行冲洗。

2. 手工清洗应具备条件

（1）恰当的清洗工具，例如：各类毛刷、高压水枪、气枪、专用的清洗槽等。不应使用钢丝球类用具和去污粉等用品。避免器械磨损。

（2）适宜的水温。水温宜为 15～30℃。

（3）合适的清洁剂（含酶）和符合要求的水质（软化水）。去除干固的污渍应先用酶清洁剂浸泡，再刷洗或擦洗。

（4）手工清洗一定要在水下面进行，因为在流动水中冲洗会产生气溶胶和水的泼溅，造成空气和环境的污染。

（5）清洗时注意自身的防护。清洗用具、清洗池等应每天清洁和消毒。

（二）机械清洗

适用于大部分常规器械的清洗，有条件的医院应采用清洗消毒器，以达到清洗和消毒效果。

1. 超声波清洗器清洗

对于精密、复杂器械应采用超声清洗器洗涤。

（1）冲洗：于流动水下冲洗器械，初步去除污染物。

（2）洗涤：清洗器内注入洗涤用水，并加入清洁剂，水温≤45℃，应将器械放入蓝框内，浸没在水面下，管腔类器械腔内注满水，清洗时应盖好超声清洗器盖。超声时间宜3～5min。可根据器械污染情况适当延长时间，不宜超过10min，并应根据器械的不同材质选择相匹配的超声频率。

（3）终末漂洗应用软水或纯净水。

2. 清洗消毒器

具有较高的自动化程序，可添加清洁剂完成预清洗、洗涤、漂洗、终末漂洗、消毒、干燥处理程序。操作时应遵循生产厂家的使用说明或指导手册。

三、医务人员手卫生规范

（一）手卫生的管理与基本要求

1. 医疗机构应制定并落实手卫生管理制度，配备有效、便捷的手卫生设施。

2. 医疗机构应定期开展手卫生的全员培训，医务人员应掌握手卫生知识和正确的手卫生方法，保障洗手与手消毒的效果。

3. 医疗机构应加强对医务人员工作的指导与监督，提高医务人员手卫生的依从性。

4. 手消毒效果应达到如下相应要求：①卫生手消毒，监测的细菌菌落总数应≤10cfu/cm^2；②外科手消毒，监测的细菌菌落总数应≤5cfu/cm^2。

（二）手卫生设施

1. 洗手与卫生手消毒设施

（1）设置流动水洗手设施。

（2）手术室、产房、导管室、层流洁净病房、骨髓移植病房、器官移植病房、重症监护病房、新生儿室、母婴室、血液透析病房、烧伤病房、感染疾病科、口腔科、消毒供应中心等重点部门应配备非手触式水龙头。有条件的医疗机构在诊疗区域均宜配备非手触式水龙头。

（3）应配备清洁剂。肥皂应保持清洁与干燥。盛放皂液的容器宜为一次性使用，重复使用的容器应每周清洁与消毒。皂液有浑浊或变色时及时更换，并清洁、消毒容器。

（4）应配备干手物品或者设施，避免二次污染。

（5）应配备合格的速干手消毒剂。

（6）手卫生生设施的设置应方便医务人员使用。

（7）卫生手消毒剂应符合下列要求：①应符合国家有关规定。②宜使用一次性包装。③医务人员对选用的手消毒剂应有良好的接受性，手消毒剂无异味、无刺激性等。

2. 外科手消毒设施

（1）应配置洗手池。洗手池设置在手术间附近，水池大小、高矮适宜，能防止洗手水溅出，池面应光滑无死角易于清洁。洗手池应每日清洁与消毒。

（2）洗手池及水龙头的数量应根据手术间的数量设置，水龙头数量应不少于手术间的数量，水龙头开关应为非手触式。

（3）应配备清洁剂。

（4）应配备清洁指甲用品；可配备手卫生的揉搓用品。如配备手刷，刷手应柔软，并定期检查，及时剔除不合格手刷。

（5）手消毒剂应取得卫生部卫生许可批件，在有效期内使用。

（6）手消毒剂的出液器应采用非手触式。消毒剂宜采用一次性包装，重复使用的消毒剂容器应每周清洁与消毒。

（7）应配备干手物品。干手巾应每人一用，用后清洁、灭菌；盛装无菌巾的容器应每次清洗、灭菌。

（8）应配备计时装置、洗手流程及说明图。

（三）洗手与卫生手消毒

1. 洗手与卫生手消毒原则

洗手与卫生手消毒应遵循以下原则：

（1）当手部有血液或其他体液等肉眼可见的污染时，应用肥皂（皂液）和流动水洗手。

（2）手部没有肉眼可见污染时，宜使用速干手消毒剂消毒双手代替洗手。

2. 洗手或使用速干手消毒剂

在下列情况下，医务人员应选择洗手或使用速干手消毒剂：

（1）直接接触每个患者前后，从同一患者身体的污染部位移动到清洁部位时。

（2）接触患者黏膜、破损皮肤或伤口前后，接触患者的血液、体液、分泌物、排泄物、伤口敷料等之后。

（3）穿脱隔离衣前后，摘手套后。

（4）接触患者周围环境及物品后。

（5）处理药物或配餐前。

3. 手卫生消毒

医务人员在以下情况时应先洗手，然后进行手卫生消毒：①接触患者的血液、体液和分泌物以及被传染性致病微生物污染的物品后。②直接为传染病患者进行检查、治疗、护理或处理传染患者污物之后。

4. 医务人员七步洗手法（图3－1）

5. 手消毒方法

手消毒应遵循以下方法：①取适量的速干手消毒剂于掌心。②严格按照医务人员洗手方法的步骤进行揉搓。③揉搓时保证手消毒剂完全覆盖手部皮肤，直至手部干燥。

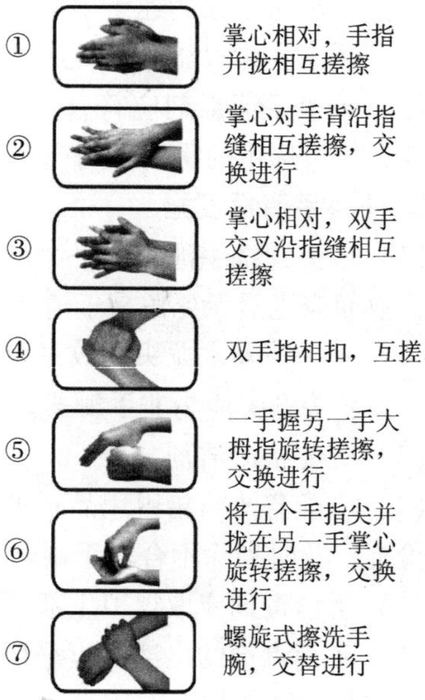

图3－1　七步洗手法流程图

（四）外科手消毒

1. 外科手消毒原则

外科手消毒应遵循以下原则：①先洗手，后消毒。②不同患者手术之间、手套破损或手被污染时，应重新进行外科手消毒。

2. 外科手洗手方法与要求

洗手方法与要求：①洗手之前应先摘除手部饰物，并修剪指甲，长度应不超过指尖。②取适量的清洁剂清洗双手、前臂和上臂下1/3，并认真揉搓。清洁双手时，应注意清洁指甲下的污垢和手部皮肤的皱褶处。③流动水冲洗双手、前臂和上下臂下1/3。④使用干手物品擦干双手、前臂和上臂下1/3。

3. 外科手消毒方法

（1）冲洗手消毒方法

取适量的手消毒剂涂抹至双手的每个部位、前臂和上臂下1/3，并认真揉搓2～6min，用流动水冲净双手、前臂和上臂下1/3，无菌巾彻底擦干。流动水应达到GB－5749的规定。特殊情况水质达不到要求时，手术医师在戴手套前，应用醇类手消毒剂再消毒双手后戴手套。手消毒剂的取液量、揉搓时间及使用方法遵循产品的使用说明。

（2）免冲洗手消毒方法

取适量的免冲洗手消毒剂涂抹至双手的每个部位、前臂和上臂下1/3，并认真揉搓直至消毒剂干燥。手消毒剂的取液量、揉搓时间及使用方法遵循产品的使用说明。

4. 注意事项

（1）不应戴假指甲，保持指甲和指甲周围组织的清洁。

（2）在整个手消毒过程中应保持双手位于胸前并高于肘部，使水由手部流向肘部。

（3）洗手与消毒可使用海绵、其他揉搓用品或双手相互揉搓。

（4）术后摘除外科手套后，应用肥皂（皂液）清洁双手。

（5）用后的清洁指甲用具、揉搓用品如海绵、手刷等，应放到指定的容器中；揉搓用品应每人使用后消毒或者一次性使用；清洁指甲用品应每日清洁与消毒。

第二节　消毒

一、消毒的概念

消毒是指清除或杀灭外环境中的病原微生物及其他有害微生物，将其数量减少到无害的程度。

二、常用消毒剂使用规范（表3－1）

表3－1　常用消毒剂使用规范

消毒剂名称	消毒水平	作用原理	使用范围	使用注意
乙醇	中效	使菌体蛋白凝固变性，但对肝炎病毒及芽孢无效	①以70%～75%溶液作为消毒剂，多用于消毒皮肤 ②95%溶液可用于燃烧灭菌	①易挥发需加盖保存，并定期调整其浓度。低于70%浓度则消毒作用差； ②因有刺激性，不宜用于黏膜及创面的消毒
碘酊	高效	使细菌蛋白氧化、变性，能杀灭大部分细菌、真菌、芽孢和原虫	①2%溶液用于皮肤消毒，擦后20s，再用75%乙醇脱碘 ②2.5%溶液用于脐带断端的消毒，擦后20s再用75%乙醇脱碘	①对皮肤有较强的刺激作用，高浓度不能用，更不能用于黏膜消毒，如会阴、肛门、阴囊、眼、口鼻部手术野的消毒，以免引起灼伤 ②皮肤过敏者禁用
甲醛溶液（37%～40%的甲醛溶液）	高效	菌体蛋白变性，酶活性消失。能杀灭细菌、真菌、芽孢、和病毒	①空气消毒加热法，取甲醛溶液10ml/m^3，加水20ml。容器底部加热，密封熏蒸6h以上 ②熏柜消毒加热法，取甲醛溶液40～80ml/m^3，柜内置电灯泡，通电加热，密封熏蒸3～24h ③氧化法，取甲醛溶液10ml＋高锰酸钾5g/m^3 密封熏蒸6h以上	熏蒸穿透力弱，衣服最好挂起消毒
漂白粉	中、高效	在水溶液中放出有效氯，破坏细菌酶的活性而致死亡。能杀灭各种致病菌、病毒、芽孢	①0.5%漂白粉澄清液用于餐具消毒，浸泡30min ②1%～2%澄清液用于肝炎患者的餐具消毒，浸泡1～2h ③1%～3%澄清液喷洒（100～300ml/m^3），消毒30min后通风，或擦拭病室、物品及厕所 ④干粪5份加漂白粉1份搅拌，放置2h。尿液100ml加入漂白粉1g放置1h	①配制的澄清液性质不稳定，密封保存时间不可超过1周 ②有腐蚀及退色作用，不宜用于金属制品、有色衣物及油漆家具。布类消毒后，应立即清洗，以防被腐蚀

续表

消毒剂名称	消毒水平	作用原理	使用范围	使用注意
戊二醛	高效	与菌体蛋白质反应，使之灭活。能杀灭细菌、真菌、病毒和芽孢	①2%溶液用于各种内窥镜消毒，浸泡1h ②2%溶液用于不耐热手术器械、导管、注射器、胃镜、口腔科器械、透析器械消毒，浸泡10h	①消毒后的物品，于使用前用无菌生理盐水冲洗 ②内窥镜连续使用，需间隔消毒10min，每天使用前后各消毒30min，消毒后用冷开水冲洗 ③每周过滤1次，每2～3周更换消毒剂1次
碘伏（达尔美净化剂）PVP－I	中、高效	是碘与表面活性剂的不定型结合物，能杀灭细菌、芽孢，还有清洁作用	①3%溶液用于体温计消毒，浸泡30min ②30%（含碘0.8%）溶液用于手术前皮肤消毒	①体温计消毒前，将唾液揩净，浸泡30min后，用冷开水洗净，揩干后使用； ②皮肤消毒后留有色素可用水洗清
过氧化氢（双氧水）	高效	过氧化氢能破坏蛋白质的基础分子结构，从而具有抑菌与杀菌作用	①3%～6%溶液用于烯酸树脂制成的外科体内埋植物、无形眼睛的消毒 ②10%～25%溶液用于不耐热的塑料制品消毒	①使用前用无菌生理盐水冲洗 ②易氧化分解，降低浓度，应存于阴凉处，不宜用金属器皿盛装

三、常用的消毒方法

（一）紫外线辐射消毒

紫外线属电磁波辐射，其波长在328～210nm之间，一般认为其最大杀菌作用的波长为365nm。紫外线对细菌、病毒、真菌等微生物甚至部分芽孢均有杀灭作用。

1. 影响消毒效果的因素

（1）穿透力：紫外线的穿透力弱，只能杀灭直接照射的微生物。灰尘、纸张、玻璃都影响紫外线的穿透，可见光不能通过的物质，紫外线也不能通过。

（2）温度：温度为40℃时，紫外线杀菌率最高。因为在此温度时，紫外线的辐射强度最大。一般适宜温度为5～50℃。

（3）湿度：相对湿度越低，杀菌作用越好。如果相对湿度大，空气中的微粒容易变大，降低了紫外线的穿透力。一般适宜的湿度不40%～60%。

2. 注意事项

（1）消毒时房间内应保持清洁、干燥，空气中不应有灰尘或水雾。若温度过低或相对湿度过高，应适当延长照射时间。

（2）紫外线肉眼看不见，灯管放射出的蓝色光线并不代表紫外线的强度。有条件的应定期测量灯的输出强度；没条件的可逐日记录使用的时间，以判断是否已到了使用的极限。

超过时限（累计1000h）应及时更换。

（3）常用的紫外线灯管有15、25、30和40w四种，可采用悬吊式、移动式灯架照射或放在紫外线消毒柜内照射。用于空气消毒时，室内每$10m^2$安装30W紫外线灯管1支，有效距离不应超过2m，照射时间为30～60min；用于物品消毒时，可选用30W紫外线灯管，有效距离为25～60cm，消毒过程中要按时翻动物品，使各个表面被直接照射，每面照射20～30min。照射时间应从灯燃5～7min时开始计算。

（4）灯管表面应经常用酒精棉球轻轻擦拭，除去灰尘与油垢，以免降低灯管的照射强度。关灯后，待灯管冷却3～4min再开灯或移动灯管，防止损坏。

（5）紫外线对人的眼睛和皮肤均有强烈的刺激，直接照射30s就有反应，需戴保护眼镜、穿防护服。为防止紫外线照射对人体的伤害，有人在场的情况下使用紫外线灯，一次不宜超过2h。

（二）喷雾法

用喷雾器将化学消毒剂均匀地喷洒于空间或物体表面进行消毒的方法，常用于地面、墙壁、环境等的消毒。喷洒时必须使物体表面湿透才能起到消毒作用。

用喷雾器将消毒液喷成平均直径小于30μm的细雾进行消毒，称为气溶胶喷雾法。用气溶胶喷雾法对室内进行消毒时，先关闭门窗，待雾粒扩散并作用到规定时间后再开窗通气，既能起到喷雾作用，又能起到熏蒸作用。

（三）擦拭法

该法是用化学消毒剂擦拭被污染物体表面或进行皮肤消毒的方法。宜选用易溶于水、渗透性强、无显著刺激性的消毒剂。如用0.5%漂白粉澄清液擦拭墙壁、地面及厕所，用70%乙醇消毒局部皮肤等。

第三节　灭菌

一、灭菌的概念

灭菌是指用物理的或化学的方法清除或杀灭物品中的一切活的微生物，包括致病微生物和非致病微生物。经过灭菌的物品称为无菌物品。

根据环境保护的原则，凡病人接触过的物品、食物及排泄物等，均应消毒后再清洗或排放，以免污染环境。

二、常用灭菌方法

（一）热力灭菌法

热力杀灭微生物的基本原理是破坏微生物的蛋白质、核酸、细胞壁和细胞膜，从而导致其死亡。

1. 干热灭菌法

（1）焚烧

直接在焚烧炉内焚毁。适用于某些特殊感染的伤口敷料的灭菌处理。

（2）烧灼

直接用火焰灭菌。适用于微生物实验室的接种针、接种环等不怕热的金属器材的灭菌。在紧急情况下，也可用于外科手术器械的灭菌。烧灼灭菌温度很高，效果可靠，但对物品破坏性大。

（3）干烤

干烤灭菌在烤箱内进行。适用于在高温下不损坏、不变质、不蒸发的物品的灭菌。不适用于纤维织物、塑料制品等灭菌。

（4）使用烤箱灭菌注意事项

①器械应洗净后再干烤，以防附着在表面的污物碳化；②玻璃器皿干烤前亦应洗净并完全干燥。灭菌时勿与烤箱的底和壁直接接触，灭菌后应待温度降至40℃以下再打开烤箱，以防炸裂；③物品包装不宜过大，要放的物品勿超过烤箱高度的2/3，物品之间应留有空隙，以利于热空气对流。粉剂和油脂不宜太厚，以利热的穿透；④灭菌过程不宜中途打开烤箱放入新的物品；⑤棉织品、合成纤维、塑料制品、橡胶制品、导热性差的物品及其他在高温下易损坏的物品，不可用干烤灭菌；⑥灭菌时间从烤箱内温度达到要求时算起。

2. 湿热灭菌法

（1）煮沸

煮沸法经济、方便，效果亦比较可靠。在家庭和社区医疗单位，仍可作为一种常用的消毒方法。煮沸消毒的杀菌能力比较强，适用于消毒耐湿、耐高温的物品。一般水煮沸以后再煮5～10min即可达到消毒目的。当煮沸大件物品时，应适当延长作用时间。水的沸点受气压影响，海拔高的地区气压低，水的沸点也低，需适当延长煮沸的时间。每增高300m，延长2min。煮沸消毒时，在水中加入增效剂可提高消毒效果。如：煮沸金属器皿时，加入碳酸氢钠成2%溶液，沸点可达105℃，且能防锈和促进细菌芽孢破坏。

煮沸法应注意：①煮沸前，应将物品洗净，有轴节的器械或带盖的容器应将轴节或盖打开再放入水中。水面应高于物品3cm，煮锅应加盖；②刀剪等锐器应用纱布包裹，以免在水中互相碰撞而变钝。棉织品煮沸后应适当搅拌。细小物品，如针头、缝针，应用纱布包好，以便拿取；③时间应从水煮沸时算起，如中途另外加入物品，应重新计算时间。

（2）高压蒸汽灭菌

高压蒸汽灭菌是热力灭菌中效果最好的一种方法。高压蒸汽灭菌时，蒸汽处于压力下，温度高、穿透力强。大多用于耐高温的物品。

使用高压蒸汽灭菌器时，应注意：①高压灭菌器内的空气应排除；②灭菌物品包装和容器要合适；灭菌包裹不宜过大、过紧，否则不利于蒸汽的穿透。敷料的体积不超过30cm×30cm×30cm，盛装消毒物品的容器应有孔，若无孔，应将容器的盖子打开，以利于蒸汽进入。③灭菌物品的合理布放：灭菌器内物品的放置总量不应超过灭菌器柜室容积的85%；

物品安放之间留有一定的空隙，以利于蒸汽的流通；大敷料包应敷在上层，利于热蒸汽的穿透；空容器应倒放，利于冷空气的排除；物品尽可能垂直安放，以取得更好的灭菌效果。④控制加热速度，使柜室温度的上升与物品内部温度的上升趋于一致。⑤防止蒸汽过热。⑥注意安全操作。

（二）常用化学消毒灭菌技术

使用化学药物杀灭病原微生物的方法称为化学消毒灭菌法。用于消毒的药品称为消毒剂；有的消毒剂的杀菌功能较强，可以达到灭菌的作用，也可称为灭菌剂。

凡不适用热力消毒灭菌的物品，都可以选用化学消毒灭菌。如对病人的皮肤、黏膜、排泄物及周围环境、光学仪器、金属锐器和某些塑料制品等的消毒灭菌。

1. 浸泡法

将被消毒的物品浸泡于消毒液内的方法。被浸泡的物品及消毒剂的性质不同，使用消毒剂的浓度及浸泡时间也不同。用浸泡法消毒物品时应注意下述事项：

（1）浸泡物品的容器，必须事前经过灭菌处理。容器如系长期使用的，须每周灭菌一次。

（2）必须严格掌握各种化学消毒剂的有效浓度和浸泡时间。浸泡前须将物品洗净擦干。浸泡时轴节要分开，管腔内要灌满药液，使物品全部浸泡在消毒液内，充分与药液接触，并严密加盖。含乙醇的消毒液易挥发，应经常测量其比重。如中途加入物品，应重新计算时间。

（3）消毒药液多数具有毒性或刺激性。因此，器械使用前须用生理盐水洗净。

2. 熏蒸法

利用消毒药品所产生的气体进行消毒的方法。如手术室、换药室、病室的空间消毒，需用熏蒸法。在消毒间或密闭的容器内，也可用熏蒸法对被污染的物品进行消毒灭菌。常用甲醛气体或环氧乙烷气体进行熏蒸消毒。

第四节　医院环境清洁与消毒

医院是各种病人聚集的地方，也是各种病原微生物滋生的地方，所以，医院环境的消毒也是一项非常重要的工作。一般情况下，凡是没有被传染病病人接触过的医院环境，包括多数设备，只需彻底清洗，无需消毒。但当遭受血液、体液污染或感染性疾病病人接触过时，需用含有效氯0.5%～1%的消毒剂消毒；另外，营养室、配餐室的桌面、免疫力低下病人或易感病人的环境清洁消毒也可用含氯消毒剂。

一、医院室内空气的消毒

空气是许多疾病的传播媒介，由于空气中微生物是以气溶胶形式存在，颗粒小，可随气流运动，因此，空气传播疾病的特点是传播速度快，控制困难。空气中的病原微生物不仅可造成医院内感染，而且可以污染其他物品甚至诊疗器具，引起医院内感染。消除和控制空气中的病原微生物，对预防和控制医院内感染有着十分重要的意义。

1. Ⅰ类环境的空气消毒

包括层流洁净手术室和层流洁净病房。要求空气中的细菌总数≤10cfu/m^3，只能采用层流设备，才能使空气中的微生物达到此标准。

2. Ⅱ类环境的空气消毒

包括普通手术室、产房、婴儿室、早产儿室、普通保护性隔离室、供应室无菌区、烧伤病房、重症监护病房。要求空气中的细菌总数≤200cfu/m^3。Ⅱ类环境均为有人房间，必须采用对人无毒无害，且可连续消毒的方法，不推荐使用臭氧消毒器和化学喷雾消毒。可选用下述方法：

（1）循环风紫外线空气消毒器

这种消毒器由高强度紫外线灯和过滤系统组成，可以有效地滤除空气中的尘埃，并可将进入消毒器的空气中的微生物杀死。开机30min后即可达到消毒要求，以后每过15min开机一次，消毒15min，一直反复开机、关机循环至预定时间。

（2）静电吸附式空气消毒器

这类消毒器采用静电吸附原理，加以过滤系统，不仅可过滤和吸附空气中带菌的尘埃，也可吸附微生物。在一个20～30m^{2}的房间内，使用一台大型静电式空气消毒器，消毒30min后，可达到国家卫生标准。

3. Ⅲ类环境的空气消毒

包括儿科病房、妇产科检查室、注射室、换药室、治疗室、供应室清洁区、急诊室、化验室、各类普通病室和房间。要求空气中的细菌总数≤500cfu/m^3。可采用下述方法：

（1）用Ⅱ类环境的空气消毒法消毒

用于Ⅱ类环境空气消毒的方法均可采用。

（2）臭氧消毒

要求30min内使作用空间内空气中臭氧含量达到≥25mg/m^2。消毒时人必须离开房间。

（3）紫外线消毒

可选用产生臭氧的紫外线灯，以利用紫外线和臭氧的协同作用。一般按每立方米空间装紫外线灯瓦数≥1.5瓦，计算出安装灯管数量。照射时间一般应大于30min。使用紫外线灯直接照射消毒，人不得在室内。

（4）熏蒸消毒

过氧乙酸熏蒸法，将过氧乙酸稀释成0.5%～1.0%的水溶液，加热蒸发，在60%～80%相对湿度，常温下，过氧乙酸用量按1g/m^{3}计算，熏蒸时间2h。

（5）气溶胶喷雾消毒

用过氧化氢复方空气消毒剂进行喷雾消毒，用量按50mg/m^{3}计算，在相对湿度60%～80%，常温下作用30min。

二、医院各种物体表面的消毒

医院内环境和物体表面消毒的目的是将医院内环境表面和物体表面上污染的微生物数量

控制在国家标准允许的范围内，使其对医院内病人和其他人员不构成传播疾病的危险，从而起到预防医院内感染的作用。医院内环境污染范围广，污染微生物的来源广，种类多，致病菌多，耐药菌株也多，是医院感染管理的重点之一。

1. Ⅰ、Ⅱ类环境物体表面的消毒

Ⅰ、Ⅱ类环境要求物体表面的细菌总数≤5cfu/cm^2，这两类环境应采取高效消毒方法。

（1）地面消毒

①当地面没有明显污染情况下，通常采用湿式清扫，用清水拖地每日1～2次。②当地面受到病原菌污染时，通常采用500mg/L的含氯消毒液拖地或喷洒地面。被传染病病原体污染的表面可用1000mg/L的含氯消毒液擦洗。

（2）墙面消毒

①医院墙面通常不需进行常规消毒。当受到病原菌污染时，可采用化学消毒剂喷雾或擦洗，墙面消毒高度一般为2～2.5m高即可。②对肝炎病毒、芽孢菌污染者，用含有效氯2000mg/L的消毒液喷雾和擦洗处理。喷雾量以湿润不向下流水为度，一般为50～200ml/m^2。

（3）病房各类用品表面的消毒

①病房内用品如桌子、椅子、凳子、床头柜等一般情况下只需进行日常的清洁卫生工作，用清洁的湿抹布或季铵盐类消毒液，每日1次擦拭各种用品的表面。②当室内各种用品的表面受到病原菌的污染时必须采取严格的消毒处理。用50mg/L的含氯消毒剂溶液擦拭或喷洒室内各种物体表面。③紫外线灯照射：悬吊式或移动式紫外线灯消毒时，离污染物表面不宜超过1m，消毒有效区为灯管周围1.5～2m。照射时间不得少于30min。

（4）床单位的消毒

①床单位包括病床、床垫、枕芯、毛毯、棉被、床单等，一般情况下在日光暴晒6h以上可达到消毒目的。②臭氧消毒：可采用床单位臭氧消毒器进行消毒。

2. Ⅲ类环境物体表面的消毒

Ⅲ类环境要求物体表面的细菌总数≤10cfu/cm^2。可采用以下消毒方法：

（1）上述Ⅰ、Ⅱ类环境物体表面的消毒方法均可采用。

（2）治疗室、注射室、换药室、化验室的各种物体表面及台面等每日用500mg/L含氯消毒剂擦拭，清水湿拖把拖地。

第五节　常用器械的消毒灭菌与管理

去污和清洗是医疗器械再处理过程的必要环节，器械去污和清洗彻底与否，直接关系到消毒和灭菌过程的成功与否，是防止医院感染的重要措施之一。一般病人污染后的医疗器械的清洗消毒程序是先清洗、再消毒或灭菌。被甲类传染病朊毒体、气性坏疽及突发原因不明的传染病病原体污染的医疗器械、器具与物品应先消毒，后清洗，再消毒或灭菌。

1. 正确回收

重复使用的诊疗器械、器具和物品等应直接置于封闭的容器内，由消毒供应中心集中回收处理。被朊病毒、气性坏疽或不明原因传染病病原体污染的诊疗器械、器具和物品，应双层封闭包装并标明感染性疾病名称，由消毒供应中心单独回收处理。不应在诊疗场所对污染的诊疗器械、器具和物品进行清点，采用封闭式方式回收，避免反复装卸。

2. 器械分类

应在消毒供应中心的去污间进行诊疗器械、器具和物品的清点、核查。根据器械物品的材质、精密程度等进行分类处理。操作人员分类时不能徒手操作，必须戴厚的手套等防护用品，防治职业性血源感染。

3. 清洗

（1）清洗前对污染器械的评估

①污染器械的复杂性。如是否带管腔、关节，表面光洁度等。复杂物品必须拆下手工清洗。②污染微生物的数量和类型。③器械上残留有机物的数量和状况，如污染物是否已干。④去污的方法。根据污染物的种类正确选择去污方法。⑤污物的干燥程度。已干燥污物清洗非常困难。

（2）清洗方法

包括机械清洗、手工清洗。机械清洗适用于大部分常规器械的清洗。手工清洗适用于精密、复杂器械的清洗和有机物污染较重器械的初步处理。清洗步骤包括冲洗、洗涤、漂洗、终末漂洗。清洗操作见本章第一节。

（3）清洗的原则

①尽快清洗，防止污物（尤其是血等有机物）变干；如不能及时清洗，最好浸于清洁水中，防止污物变干；水温需 <60℃，水温过高会使蛋白质凝固，使之很难去除。

②不管手工清洗还是机器清洗，应先用冷水漂洗以去除粗的碎片。

③由于自来水很难完全去除有机污物，对于有面污物污染的物品（血液、组织液、分泌物或排泄物），冷水漂洗后用含酶洗涤剂分解和去除有机污物。

④选择一个与器械匹配且适合污染物种类的酶清洁剂，清洗剂 pH <7，呈酸性，最适合无机物的去除如尿垢或硬水垢；pH >7，最适合有机污物如血、脂肪、大便等；对于精细的不锈钢外科器械一般建议用弱碱性的清洗剂，pH 值在 7 ~ 10 范围内。

⑤酶清洗剂应为低泡，以利于漂洗干净，无残留。手工清洗的酶清洁剂应能看清溶液中的物品；而机器清洗必须选择低泡酶，避免堵塞排水管和耐受一定水温。注意残留的清洗剂会导致生锈和影响一些化学消毒剂的作用。

⑥机器清洗不能代替手工清洗，复杂的器械能拆开的部件必须拆开仔细地刷洗。

⑦对于管道、缝隙、粗糙的表面、关节等处应选择不同类型和大小的刷子仔细地刷洗。精密器械的清洗应遵循生产厂家提供的使用说明或指导手册。

⑧清洗后应用目测或使用带光源放大镜对干燥后的每件器械、器具和物品进行检查。器械表面及其关节、齿牙处应光洁，无血渍、污渍、水垢等残留物质和锈斑，功能完好，无损毁。清洗后质量不合格的，应重新处理。有锈迹，应除锈。器械功能损毁或锈蚀严重，应及

时维修或报废。

4. 消毒

清洗后的器械、器具应进行消毒处理。方法首选机械热力消毒，也可采用75%乙醇、酸性氧化电位水或取得国务院卫生行政部门卫生许可批件的消毒药械进行消毒。湿热消毒方法的温度、时间应参照表3-2的要求。消毒后直接使用的诊疗器械、器具和物品，湿热消毒温度应≥90℃，时间≥5min，或 A_0 值≥3000；消毒后继续灭菌处理的，其湿热消毒温度应≥90℃，时间≥1min，或 A_0 值≥600。酸性氧化电位水的消毒使用方法：手工清洗后的待消毒物品，使用酸性氧化电位水流动冲洗或浸泡消毒2min，用蒸馏水或纯化水冲洗30s，即可进行干燥处理。

表3-2　湿热消毒的温度与时间

温度	消毒时间	温度	消毒时间
90℃	≥1min	75℃	≥30min
80℃	≥10min	70℃	≥100min

5. 干燥

清洗后的医疗器械要快速干燥，因为潮湿的状态在室温下时间长容易使细菌生长繁殖，即使灭菌处理也会残留热源物质。通常金属类可用机械烘干，温度70~90℃，时间15~20min。耐高温的塑料类器械如呼吸机管路也可采用机械烘干，温度65~75℃，时间30~40min。无干燥设备的及不耐热器械、器具和物品可使用消毒的低纤维絮擦布进行干燥处理。穿刺针、手术吸引头等管腔类器械，应使用压力气枪或95%乙醇进行干燥处理。不得采用放置在空气中自然干燥的方法。

6. 灭菌

（1）热力灭菌方法

①压力蒸汽灭菌：用于耐高温、耐高湿的医疗器械和物品的灭菌。不能用于凡士林等油类和粉剂的灭菌。

②干热灭菌：用于高温下不损坏、不变质、不蒸发物品的灭菌；用于不耐湿热的器械的灭菌；用于蒸汽或气体不能穿透物品的灭菌，如玻璃、油脂、粉剂和金属等制品的消毒灭菌。

（2）低温灭菌方法

①环氧乙烷灭菌法：环氧乙烷不损害灭菌的物品且穿透力很强，故多数不宜用一般方法灭菌的物品均可用环氧乙烷消毒和灭菌。环氧乙烷是目前最主要的低温灭菌方法之一。

②低温蒸汽甲醛气体消毒：可用于对湿、热敏感，易腐蚀的医疗用品的灭菌。

③戊二醛浸泡法：对于不怕湿但畏热的器材可以用2%戊二醛浸泡10h灭菌。

④低温等离子体灭菌方法：低温低湿，灭菌时间短，仅需55~75min，操作使用方便、效果可靠、不留残毒，不污染环境。对器材损伤小，适用于不耐热器材的灭菌。

第四章 无菌技术

无菌技术是指在医疗、护理操作过程中，防止一切微生物侵入人体和防止无菌物品、无菌区域被污染的技术。无菌技术和操作规程是根据科学原则制定的。每个医务人员都应熟练地掌握，以有效预防和控制医院内感染的发生，保证患者的安全。

第一节 无菌技术操作的原则

在护理中，控制致病微生物，避免发生感染的最好小法是无菌技术。护士需要把临床护理中无菌技术的理论和实践运用于护理中，减少病人感染的发生，提高护理服务的质量。

一、操作前准备

在无菌操作前应做好环境以及工作人员的自身准备。

（一）环境要求

无菌操作环境应清洁、宽敞、定期消毒。

1. 治疗室、配药室、操作间应每日用紫外线消毒 1 次。
2. 操作台面清洁、宽敞，保持干燥、平坦，物品布局合理，有利于操作。
3. 操作前 30min 应停止清扫、铺床，减少人员走动，避免室内空气的尘埃飞扬。
4. 因为流动的空气能携带微生物，所以手术室内应保持窗户遮蔽或关闭。

（二）工作人员要求

1. 无菌操作前，工作人员的着装都要符合要求。有纽扣的服装应全部扣好，服装整洁得体。

2. 工作人员取下手表，修剪指甲，并洗手，戴无菌手套，避免指甲划伤病人或携带过多病原体。

3. 必要时穿无菌衣，以减少交叉感染及保护自身。

4. 戴一次性口罩或纱布口罩。纱布口罩则应以 6 ~ 8 层纱布缝制，宽 14cm，长 16 ~ 18cm，带长 30cm，一般情况下，纱布口罩应每 4 ~ 8h 更换 1 次，一旦潮湿，细菌易于穿透，应立即更换。

5. 操作者洗手后，应保持双手高于肘部，防止双手被肘部留下的污物所污染。

二、操作中保持无菌

（一）明确基本概念

进行无菌操作时，应严格区分无菌区、非无菌区、无菌物品的概念。

1. 非无菌区：指未经无菌处理，或者是虽然经过灭菌处理但又被污染的区域。

2. 无菌区：指经灭菌处理并且未被污染的区域。

3. 相对无菌区：无菌物品自无菌容器内一经取出，就认为是相对无菌，不可以再放回，无菌巾边缘向内 3cm 为相对无菌区。

4. 无菌物品：指通过物理或化学方法灭菌后，保持无菌状态的物品。

（二）操作中的无菌观念

1. 进行无菌操作时，操作者应面向无菌区，身体与无菌区相隔 20cm，但距离不宜过远。

2. 手臂应保持在腰部或操作台面以上，不可跨越无菌区，以免病原微生物在重力作用下，掉入无菌区域内。

3. 避免面对无菌区域谈笑、咳嗽、打喷嚏，以免污染无菌区域。

4. 非无菌物品不可直接接触无菌区或跨越无菌区。

5. 取用物品时，应用无菌持物钳，未经消毒的双手，不能接触无菌区及无菌物品，防止病原体传播。

6. 如无菌用物疑有污染或已被污染，应立即予以更换并重新灭菌。

7. 一份无菌物品只供一位患者使用一次，以防交叉感染。

8. 如无菌物品被非无菌物品接触，或放置在视野看不到的地方，或在工作人员腰部以下时，则成为非无菌物品，不能在未经再次消毒的情况下使用。

三、无菌物品的保管

（一）无菌物品的存放

1. 无菌物品与非无菌物品必须分开放置，并且有明显的标志。

2. 无菌物品不可过久暴露于空气中，应存放于无菌容器或无菌包内，取用后，应及时包好盖严。

3. 无菌包外需标明物品名称、灭菌日期、并按失效期先后顺序摆放，放于清洁、干燥、固定的地方。

4. 无菌物品使用后，未经灭菌处理不得重复使用，以免发生交叉感染。

（二）无菌物品应定期检查

应定期检查无菌物品灭菌日期及保存情况。

1. 无菌包有效期为：自5月1日至10月1日，有效期为1周，10月1日至次年5月1日，有效期为2周。

2. 已经打开的无菌包在未被污染的情况下，有效期为24h，已经铺好的无菌盘，在未被污染的情况下，有效期为4h。

3. 过期或受潮的无菌物品，应重新灭菌处理后方可使用。

第二节　无菌技术操作

一、评估

1. 操作环境是否清洁、干燥、宽敞，符合要求。

2. 无菌物品是否齐全，是否在灭菌有效期内，指示胶带是否变色，放置是否合理有序。

3. 操作者是否着装规范，手指指甲是否较长。

二、计划

1. 护士准备

衣、帽、鞋、口罩、修剪指甲、洗手。

2. 用物准备

治疗车上置无菌容器及持物钳、敷料缸、棉签、消毒液、无菌溶液，无菌巾包、小无菌物品包（内装无菌治疗碗1个）、有盖方盘或贮槽内盛无菌物品、无菌手套、弯盘、笔、小纸片、清洁治疗盘2个（大小各1）、抹布。

3. 环境准备

操作前半小时停止清扫地面，避免不必要的人员流动，湿抹治疗台和治疗盘。保持环境清洁、干燥、宽阔。

三、实施

1. 再次检查无菌物品的名称、灭菌日期、指示胶带颜色和手套号码。取出治疗盘，放于治疗台合适的位置。

2. 取无菌巾包，查对包外标签（物品名称、灭菌日期、指示胶带色泽）、包布（完好、干燥）。解开无菌巾包系带绕好并逐层打开。

3. 取无菌巾时要用无菌持物钳。取、放无菌持物钳时钳端要闭合，垂直取放，不可碰及容器边缘及液面以上，使用时保持钳端朝下（图4-1）。有条件者可用干筒保存，使用时间限于4h；若系消毒液筒保存，则每周消毒2次，容器与消毒液同时更换。

4. 夹取无菌巾，未用完的部分按原痕折好遮盖。

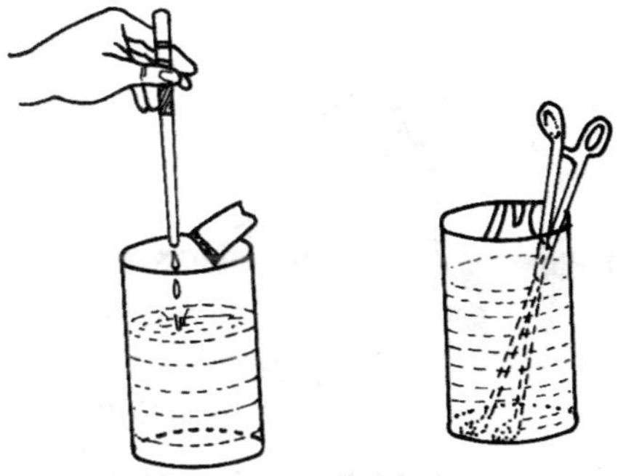

图 4－1 无菌持物钳的使用法

5. 单巾铺盘：①左手接巾后抖动，显露治疗巾中间折痕，右手持折痕靠近散边处，左手从中间插入，捏住右手相对的治疗巾下层处拉开，平铺于治疗盘上，开口边缘向对侧或近侧，无菌巾内面为无菌面。②双手捏住无菌巾上层两角，折成扇形，边缘向外。③夹取无菌物品放入无菌盘内。④将上层盖上，上下层边缘对齐；将开口处向上折 2 次，两边分别向下折 1 次，露出治疗盘边缘（图 4－2）。⑤铺好的治疗盘若不能立即使用，应在小纸片上注明铺盘时间，放在盘上，在 4h 内使用。

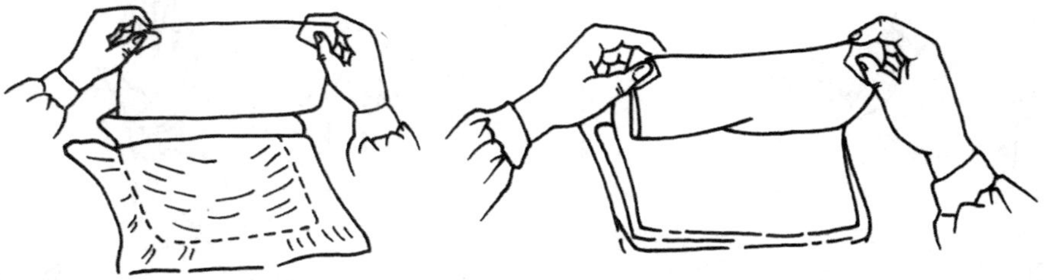

图 4－2 无菌单巾铺盘法

6. 无菌包内物品 1 次未用完时，按原折痕依次包好，系带横向“一”字形绕好，在小纸片上，注明开包时间，插于系带下，在 12h 内可再使用。如包内物品污染，须重新灭菌。

7. 无菌容器使用

持无菌容器时应托住其底部，不可触及容器内面及边缘（图 4－3）。

8. 双巾铺盘

①取出一治疗盘放于治疗台适当的位置。②取无菌巾包，查对开包时间。③打开无菌巾包，用持物钳取出一块无菌巾，余物按原折痕将包折好。④展开无菌巾：治疗巾散边向上、向前，双整边对自己，双手分别捏住角外层。由对侧向近侧平铺于治疗盘上，无菌面向上，放入所需的无菌物品。⑤递无菌物品：取一小无菌物品包，查看灭菌日期和指示胶带，解开系带，将包托在手上，另一手依次打开其他三角，将包布四角抓住，稳妥地将包内治疗碗放入无菌区内。将包布折好放于治疗车下层。⑥取无菌溶液：取无菌溶液时查看瓶签、瓶盖及溶液的质量。揭开瓶盖（双手四指握瓶体，双拇指向上推，持瓶塞边缘揭开），一手持瓶塞，一手握瓶签部位，先倒少许溶液冲洗瓶口，再由原处倒出适量溶液于治疗碗内，套上瓶塞（图 4－4）。⑦用持物钳从敷料缸内取出纱布 2 块放于无菌区上，同时将治疗碗夹放于盘中央。⑧盖上层无菌巾：打开无菌巾包，用持物钳取出一块无菌巾，展开无菌巾，方法同第一块治疗巾，由近侧向对侧覆盖于无菌盘上，边缘对整齐并向上反折，不暴露无菌物品。⑨

消毒瓶塞翻转部分及瓶口后盖严，注明开瓶时间。

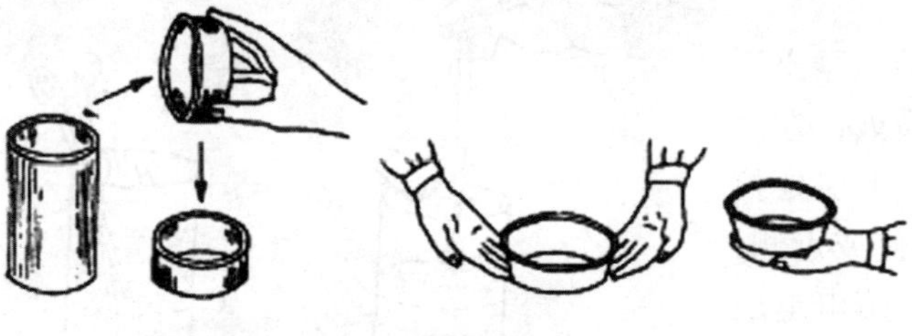

图4－3　无菌容器使用法

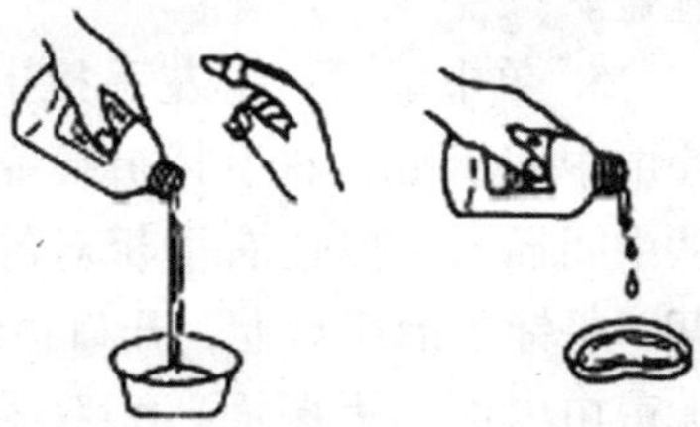

图4－4　取无菌溶液法

9. 戴无菌手套　①戴无菌手套前，取无菌盘，向上揭开一角，边缘朝外。②取手套袋核对号码、开手套袋，查看灭菌日期、指示胶带是否变色。取出滑石粉包，将滑石粉扑在双手上。③掀起手套包开口处。④持手套翻折部分取出手套，拇指相对，一手伸入手套内戴好，再以戴好手套之手伸入另一手套之反折部分依法戴好（图4－5）。

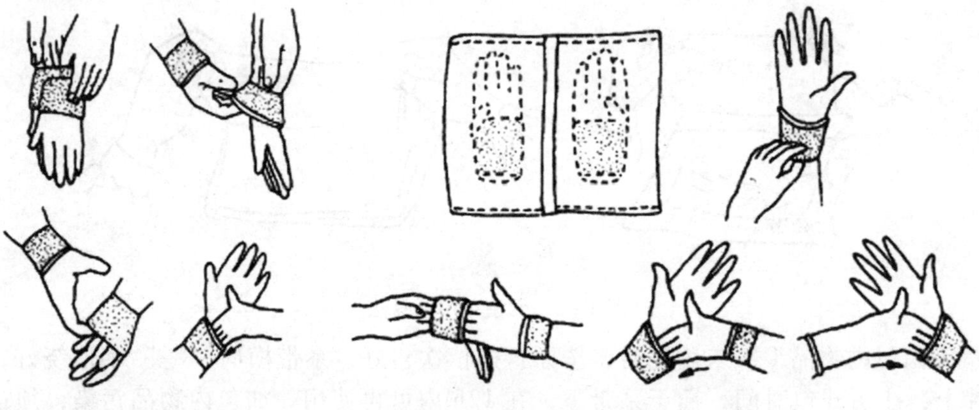

图4－5　戴无菌手套法

10. 揭开无菌盘上层治疗巾，取纱布推擦手套，使其贴合，然后进行操作。

11. 操作完毕，脱下手套。脱手套的方法：①用戴着手套的手捏住另一只手套污染面的边缘将手套脱下。②戴着手套的手握住脱下的手套，用脱下手套的手捏住另一只手套清洁面（内面）的边缘，将手套脱下。③用手捏住手套的里面丢至医疗废物容器内。（图4－6）

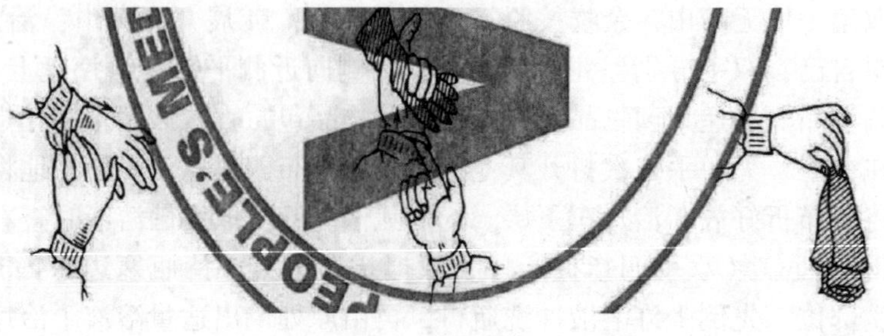

图4－6　脱手套法

12. 整理用物，洗手，取下口罩。

四、评价

1. 操作熟练，无菌观念强。
2. 操作中始终坚持无菌技术操作原则。
3. 无菌物品、无菌溶液及无菌容器未被污染。

五、注意事项

1. 无菌持物钳

①取、放时，均应打开容器盖，且钳端闭合，不可触及容器口边缘及液面以上的容器内壁，以防污染。②使用时保持钳端不可倒转向上，以防消毒液倒流污染钳端。③使用后立即放回容器内并打开关节保存，不可在空气中暴露过久；若到较远处取物时，应将钳及容器一起移至操作处，就地使用。④不可夹取油纱布，防止油粘于钳端而影响消毒效果。⑤不可用于换药或消毒皮肤，以防污染。

2. 无菌容器

①拿盖时，手不可触及盖的边缘及内面。②取出无菌物品时，不可触及容器的边缘。③取物后要立即盖严，避免容器内无菌物品在空气中暴露过久。④手持无菌容器时，应托住容器底部，手指不可触及容器边缘及内面。

3. 无菌包

①包布应为质厚、致密、未脱脂的双层棉布。②包外注明名称、灭菌日期、超过有效期或潮湿应重新灭菌。③打开包布时手不可接触包布内面，不可跨越无菌区。

4. 无菌盘

①已铺好的无菌盘，有效期为4h。②手不可触及无菌盘内无菌物品。

5. 取用无菌溶液

①认真核对瓶签上的药名、剂量、浓度和有效期，检查瓶盖有无松动，瓶身有无裂缝，以及溶液有无沉淀、混浊或变色，以确定溶液正确、质量可靠。②手不可触及瓶口及瓶塞内面，防止瓶塞被污染。③倒溶液时，勿将瓶签沾湿；勿使瓶口接触容器口周围。④不可将物品伸入无菌溶液瓶内蘸取溶液，已倒出的溶液不可再倒回瓶内。⑤已开启溶液瓶内的溶液，超过2h则不能再用。

6. 戴无菌手套

①未戴手套的手不可触及手套的外面；已戴手套的手不可触及未戴手套的手及另一手套的内面。②手套有破洞，应立即更换。③戴好手套的手始终保持在腰部以上水平，视线范围内。④手套上有血迹或污染严重时，应先在消毒液中清洗。⑤勿使用过的手套外面（污染面）接触到皮肤。

第三节　一次性使用医疗用品的管理

一、术语和定义

1. 医疗用品（medical devices）

专用于人体治疗、诊断和避孕等的用品、设备、工具、机械、移植敷料，或其他类似的物品。其中不包括在人体经过生物化学或化学作用达到指定目的的物品（如药品等）。

2. 消毒的一次性使用医疗用品

接触皮肤、黏膜，无毒害检验合格，出厂前必须经过消毒处理可直接使用的一次性使用医疗用品。

3. 灭菌的一次性使用医疗用品

进入人体组织，无菌、无热源、无溶血反应和经检验合格在有效期内一次性直接使用的医疗物品。包括一次性使用无菌医疗器械（如一次性使用输液器、一次性使用无菌注射器、一次性使用输血器、一次性使用滴定管式输液器、一次性使用无菌注射针、一次性使用静脉输液针、一次性使用塑料血袋、一次性使用采血器）、设备、纱布敷料等。

二、储存有效期

医用一次性纸袋包装的无菌物品，有效期宜为1个月；使用一次性医用皱纹纸、医用无纺布包装的无菌物品，有效期为6个月；使用一次性纸塑袋包装的无菌物品，有效期为6个月；硬质容器包装的无菌物品，有效期为6个月；使用一次性塑料包装的无菌物品，有效期宜为2~3年等。

三、医疗机构一次性使用无菌医疗用品的管理

由医疗机构的负责人负责下的医疗机构医院感染管理委员会负责对医疗机构的一次性使用的医疗用品进行管理。医疗机构设有医疗机构感染控制组织，认真履行对一次性使用医疗用品的采购管理、临床应用和回收处理的监督检查职责，并能保证定期向医疗机构医院感染管理委员会反馈监督、检查、落实等情况。

各主要部门职责如下：

1. 医院感染管理部门

医院感染管理部门应负责审核一次性无菌医疗物品的相关资质证明，避免医疗机构因使用不合格医疗用品带来的医疗安全隐患。

医院感染管理部门应负责一次性无菌医疗物品使用过程中的样品抽验、备案及发生问题时及时上报的工作。

（1）抽验

抽验的内容主要包括：①设备采购部门向生产一次性无菌医疗物品的厂家索取并保存的

“四证”（生产一次性无菌医疗物品的厂家必须取得省级以上药品监督管理部门颁发的《医疗器械生产企业许可证》《工业产品生产许可证》《医疗器械产品注册证》和卫生行政部门颁发的卫生许可批件或《医疗器械经营企业许可证》）及批检报告单，设备采购部门有备案记录可查。②中、小包装及产品外观质量。③对购入产品有无热原按《中华人民共和国药典》最新版本的标准版执行，做批量抽查。

（2）备案

将监测结果及时通知设备采购部门确定进货与否，并记录备案。

（3）逐级上报

当临床出现反应时，应立即按以下方法逐级上报：

①登记：发生时间、病人姓名、年龄、性别、诊断、临床表现、结果或进展。

②留样：反应过程中可疑的物品、药液及相关因素和环节尽可能保持完整，以配合后期的处理。

③记载：一次性无菌物品的生产单位、生产日期、批号、供货单位及供货日期。

④监督：负责监督检查使用后的污染物品的回收处理、执行情况，并记录。

⑤上报：使用中发现问题，应于一周内向卫生行政部门提供书面报告，及时收集各部门情况，针对存在问题协调好各部门工作。

2. 设备采购部门

设备采购部门主要负责医疗用品的采购、登记和审核、查验工作。

（1）采购

一次性使用无菌医疗用品必须统一由设备管理部门集中采购，使用科室不得自行购入。设备管理部门根据本单位需求情况制定采购计划负责统一购置。根据需要有计划申购，不可积压太多太久，避免过期浪费。

（2）审核、查验

设备管理部门购入产品时必须审核、查验“四证”。进口的一次性使用无菌医疗用品须有国务院药品监督管理部门颁发的《医疗器械产品注册证》等有效证件。必须保存一次性输液（血）器、注射器每批号必须附有药品检验新的热原、内毒素等项目检验报告和卫生防疫站无菌项目检验报告。

（3）登记

详细登记每次入库产品的批号，检查每批产品外包装是否严密、清洁、有无破损、污渍、霉变、潮湿；核查每箱产品名称、规格、数量、批号、生产日期、灭菌日期及产品的检验合格证、产品标识和失效期，由专人检查后建立登记账册（采购记录至少应包括：购进产品的生产企业名称、供货单位、产品名称、型号规格、产品数量、单价、生产批号、灭菌批号、产品有效期、供需双方经办人姓名等）。按照记录应能追查到每批一次性无菌物品的进货来源。

3. 消毒供应中心

消毒供应中心主要负责一次性使用医疗用品的暂时储存、发放和申报工作。

（1）储存

①储存前应对每个批号的一次性使用无菌医疗用品由质量监测员进行质量验收或质量监测，保证购入的一次性使用无菌医疗用品的质量。

②灭菌物品存放区严禁非灭菌物品入内。一次性使用无菌医疗用品必须拆除外包装后方可进入灭菌物品存放区。复验产品外包装及中、小包装情况，抽查产品外观质量，发现问题及时记录并上报医疗机构感染管理控制部门，并及时停止同批号产品的使用。

③一次性使用无菌医疗用品储存于专用库房内，放置在距地面≥20cm、距墙壁≥5cm，距屋顶≥50cm的货架上，室内保持洁净、阴凉干燥、通风、避光、无污染，具有防尘、防蚊蝇、防虫鼠和防异物混入等设施，符合产品标准的储存规定。

④工作人员必须着装整齐、换鞋入室，按医疗机构医务人员手卫生规范勤洗手，必要时戴手套和口罩，严守无菌技术操作规程。

（2）发放

①无菌物品发放时，应遵循先进先出的原则，发放记录应具有可追溯性，应记录一次性使用无菌物品出库日期、名称、规格、数量、生产厂家、生产批号、灭菌日期、失效日期等。

②严格执行无菌物品发放制度，一旦从存放区发出的无菌物品不能再退回存放区。对一次性输液（血）器、注射器使用周转中应注意产品的有效期，杜绝使用过期产品，不得将包装破损、失效、霉变的一次性使用无菌医疗用品发放至使用科室。使用后的一次性使用无菌医疗用品等医疗废物不得进入消毒供应中心进行回收与转运处理。禁止一次性使用的医疗器具重复消毒再次使用。

③建立无菌物品质量追踪登记本。一次性使用无菌医疗用品验收记录及质量追溯记录等，保存期限超过3年。使用过程中发生不良事件时，必须立即停止使用，并报告医院感染管理部门和护理部，及时取样送检，详细记录发生时间、产品种类、受害者临床表现、结局，所涉及的生产单位及供货单位等，不得自行作退、换货处理。

（3）申报

一次性使用无菌医疗用品由消毒供应中心根据临床需要有计划向设备管理部门申报。

4. 临床使用部门

（1）护士长或专职护士负责复验产品小包装

包括小包装有无破损、生产批号及失效期、产品外观质量等。

（2）操作护士使用前检查

小包装密封性，穿刺针有无锈斑、污渍，输液（血）器、注射器内有无杂质和污渍；衔接部有无漏气现象，凡有包装破损、保护套脱落等质量问题的产品应停止使用。

（3）使用中注意

使用中，护士严密观察患者症状、体征的变化，发现问题应立即停止使用，同时报告医生及时处理，并做好现场保护和留样工作，配合医院感染部门调查工作。

（4）使用后销毁

使用过的一次性无菌物品必须按规定销毁，使其零部件不再具有使用功能，医疗机构不得重复使用一次性无菌物品，按卫生行政部门有关规定，进行消毒无害化处理、统一回收，并做好记录。不得随意丢弃或卖给无回收证件的单位或个人。

第四节　一次性使用卫生物品的管理

一、术语和定义

一次性使用卫生用品是指使用一次后即丢弃的、与人体直接或间接接触的、并为达到人体生理卫生或卫生保健（抗菌或抑菌）目的而使用的各种日常生活用品，产品性状可以是固体也可以是液体。例如，一次性使用手套或指套（不包括医用手套或指套）、纸巾、湿巾、卫生湿巾、电话膜、帽子、口罩、内裤、妇女经期卫生用品（包括卫生护垫）、尿布等排泄物卫生用品（不包括皱纹卫生纸等厕所用纸）等。

二、产品卫生指标

1. 外观必须整洁，符合该卫生用品固有性状，不得有异常气味与异物。

2. 不得对皮肤与黏膜产生不良刺激与过敏反应及其他损害作用。

3. 产品须符合国家质量监督检验检疫总局制定的微生物学指标。

4. 卫生湿巾除必须达到微生物学标准外，对大肠杆菌和金黄色葡萄球菌的杀灭率须≥90%，如需标明对真菌的作用，还须对白色念珠菌的杀灭率≥90%，其杀菌作用在室温下至少须保持1年。

5. 抗菌（或抑菌）产品除必须达到微生物学标准外，对大肠杆菌和金黄色葡萄球菌的抑菌率须≥50%（溶出性）或>26%（非溶出性），如需标明对真菌的作用，还须白色念珠菌的抑菌率≥50%（溶出性）或>26%（非溶出性），其抑菌作用在室温下至少须保持1年。

6. 任何经环氧乙烷消毒的卫生用品出厂时，环氧乙烷残留量必须≤250μg/g。

三、产品标识要求

1. 产品标识应符合《中华人民共和国产品质量法》的规定，并在产品包装上标明执行的卫生标准号以及生产日期和保质期（有效期）或生产批号和限定使用日期。

2. 消毒级产品还应在销售包装上注明“消毒级”字样以及消毒日期和有效期或消毒批号和限定使用日期。

四、医疗机构一次性使用卫生用品的管理

1. 采购

医疗卫生机构采购一次性医疗用品，按市卫生行政部门规定的正常渠道、由单位统一组织定购，严禁科（室）自行购入，防止伪劣用品进入临床。医院感染管理部门须履行对一次性使用卫生物品的采购、管理和回收处理的监督检查职责。

医疗卫生机构采购一次性医疗用品时，采购部门必须对以下质量进行验收：①须向生产经营者索验由省级以上卫生和有关行政部门颁发的《卫生许可证》《医疗器械产品注册证》等有效证件，以及相关部门指定机构出具的《检验报告》。②订购合同、发货地点及货款汇寄账号应与生产企业/经营企业相一致；并查验每箱（包）产品的检验合格证、生产日期和保质期（有效期）或生产批号和限定使用日期。③产品内外包装完好无损，包装标识必须符合国家相关标准。同时必须查验包装上是否注明《卫生许可证》的批准文号、厂名、厂址、批号、生产日期、出厂日期、保质期、使用说明等，凡是标注不全、标注不清、标注的内容与原登记不一致，或者产品存在问题的，一律不得购入。进口产品应有中文标识。

2. 登记

医院保管部门专人负责建立登记账册，记录每次订货与到货的时间，生产厂家、供货单位、产品名称、数量、规格、单价、产品批号、消毒日期、失效期、出厂日期、卫生许可证号、供需双方经办人姓名等。

3. 储存

一次性使用卫生用品储存于专用库房内，放置在距地面≥20cm、距墙壁≥5cm，距屋顶≥50cm 的货架上，室内保持洁净、阴凉干燥、通风、避光、无污染，具有防尘、防蚊蝇、防虫鼠和防异物混入等设施，符合产品标准的储存规定，不得将包装破损、失效、霉变的一次性使用卫生用品发放至使用科室。

4. 使用

科室使用前应检查小包装有无破损、失效、产品有无不洁净等。使用一次性使用卫生用品后若发生感染或其他异常情况时，必须及时留取样本送检，按规定详细记录，报告医院感染管理部门和设备采购部门。

5. 处理

医疗机构不得重复使用一次性卫生物品，使用过的一次性卫生物品按规定视为感染性的医疗废物，按医院和卫生行政部门的规定进行消毒无害化处理，并做好记录，禁止重复使用和回流市场。

第五章　预防与隔离

隔离是指采用各种方法、技术，防止病原体从患者及携带者传播给他人的措施。正确的隔离技术对控制感染源、切断感染途径和保护易感宿主、预防感染性疾病的传播起着重要的作用。

第一节　隔离预防的技术及基本原则

隔离技术包括两个部分。第一部分，标准预防，是最重要的，也是最主要的策略。针对医院所有的病人，无论其是否有传染性。第二部分，基于疾病传播途径的预防，针对指定病人，如感染或携带传染病原体的病人。

一、标准预防

2003 年非典期间，卫生部正式公布的医务人员感染率为 18.38%。有的医院院内感染非常严重，除了与非典病毒的传染性强有关外，缺乏有效、正确的防护措施是重要原因之一。非典的暴发流行，把医院感染推到了一个重要地位，医务人员的职业风险性与职业保健问题也引起了人们的重视。经过非典暴发流行期间的验证，实施标准防护是成功、有效、经济的医院感染控制的主要策略。

1. 标准预防的定义

“标准预防”（standard precautions，SP）是美国疾病控制与预防中心（CDC）1995 年提出的，于 1996 年在全美实施。SP 是指将病人的血液，体液，分泌物，排泄物（不包括汗液）均视为具有传染性，接触上述物质、黏膜与非完整皮肤时必须采取防护措施。

标准预防是医院感染管理学科中的一个专业术语。标准预防原则的一个重要特点就是强调了全方位的预防。它是针对医院所有患者和医务人员采取的一组预防感染措施。它提出了既要防止血液传播性疾病的播散，又要防止非血液传播性疾病的播散；既要防止疾病由医务人员传至病人，又要防止疾病由病人传至医务人员的双向防护理念。

实施标准防护，能有效降低医务人员和病人、病人和病人间疾病传播的危险性，能有效预防医院感染，有效保护医务人员及患者的健康，减少医疗资源的浪费。

2. 标准预防的具体方法和措施

（1）手卫生。洗手是预防感染传播最经济、最有效的措施。

（2）戴手套。接触病人血液、体液、分泌物、排泄物及破损的皮肤黏膜时应当戴手套。手套不能代替洗手。

（3）正确使用口罩、防护镜和面罩。

（4）适时穿隔离衣、防护服、鞋套。

（5）重复使用的设备：①可重复用的医疗用品和医疗设备，在用于下一病人时，根据规定进行消毒或灭菌处理。②处理被血液、体液、分泌物、排泄物污染的仪器设备时，要防止工作人员皮肤和黏膜暴露、工作服的污染，以防止将病原微生物传播给病人和污染环境。

（6）环境控制：医院普通病区的环境、物体表面包括床栏、床边、床头桌、椅、门把手等经常接触的物体表面定期清洁，遇污染时随时消毒。可重复使用的餐饮具应清洗、消毒后再使用，对隔离病人尽可能使用一次性餐饮具。

（7）被服：在处理和运输被血液、体液、分泌物、排泄物污染的被服、衣物时，应防止医务人员皮肤暴露、污染工作服和环境。复用的衣服置于专用袋中，运输至指定地点进行清洗、消毒，并防止运输过程中的污染。

（8）职业安全：一次性使用的利器，如针头等放置在防刺、防渗漏的容器内进行无害化处理。急救场所需要对病人实施复苏时，用简易呼吸囊（复苏袋）或其他通气装置代替口对口人工呼吸方法。

（9）医疗废物应按照国务院颁布的《医疗废物管理条例》及其相关法律、法规进行处理与管理。

（10）隔离室：对可能污染环境的病人放置在专用的房间。

二、基于疾病传播途径的预防

基于疾病传播途径的隔离预防技术是针对疾病传播的“三个环节”，即感染源、传播途径和易感宿主而制定的。在标准预防的基础上，应根据不同的传染性疾病，采取不同的切断传播途径的措施。

1. 接触传播的隔离与预防

接触传播是指病原体通过手、媒介物直接或间接接触导致的传播。对确诊或疑似感染了接触传播病原微生物如肠道感染、多重耐药菌感染、皮肤感染等的病人，在进行标准预防的基础上，还应采取接触传播的隔离与预防。

（1）患者的隔离

①限制患者的活动范围。②应减少转运。如需要转运时，应采取有效措施，减少对其他患者、医务人员和环境表面的污染。

（2）医务人员的防护

①接触隔离患者的血液、体液、分泌物、排泄物等物质时，应戴手套；离开隔离病室前，接触污染物品后应摘手套，洗手和/或手消毒。手上有伤口时应戴双层手套。②进入隔离病室，从事可能污染工作服的操作时，应穿隔离衣；离开病室前，脱下隔离衣，按要求悬

挂，每天更换清洗与消毒；或使用一次性隔离衣，用后按医疗废物管理要求进行处置。接触甲类传染病应按要求穿脱防护服，离开病室前，脱去防护服，防护服按医疗废物管理要求进行处置。

2. 空气传播的隔离与预防

空气传播是指带有病原微生物的微粒子（≤5um）通过空气流动导致的疾病传播。传播距离较远。对确诊或疑似感染了空气传播的疾病，如结核、流行性脑膜炎、腮腺炎、水痘、麻疹等的病人，在进行标准预防的基础上，还应采取空气传播的隔离与预防。

（1）患者的隔离

①无条件收治时，应尽快转送至有条件收治呼吸道传染病的医疗机构进行收治，并注意转运过程中医务人员的防护。②当患者病情容许时，应戴外科口罩，定期更换；并限制其活动范围。③应严格空气消毒。

（2）医务人员的防护

①应严格按照区域流程，在不同的区域，穿戴不同的防护用品，离开时按要求摘脱，并正确处理使用后物品。②进入确诊或可以传染病患者房间时，应戴帽子，医用防护口罩；进行可能产生喷溅的诊疗操作时，应戴护目镜或防护面罩，穿防护服；当接触患者及其血液、体液、分泌物、排泄物等物质时应戴手套。③防护用品使用的具体要求应当遵循《医院隔离技术规范》的规定。

3. 飞沫传播的隔离与预防

飞沫传播是指带有病原微生物的飞沫（>5um），在空气中短距离（1m 内）移动到易感人群的口、鼻黏膜或眼结膜等导致的传播。对确诊或疑似感染了经飞沫传播的疾病，如百日咳、白喉、病毒性腮腺炎等的患者，在进行标准预防的基础上，还应采取飞沫传播的隔离与预防。

（1）患者的隔离

①遵循隔离原则对患者进行隔离与预防。②应减少转运；当需要转运时，医务人员应注意防护。③患者病情容许时，应戴外科口罩，并定期更换。应限制患者的活动范围。④患者之间、患者与探视者之间相隔距离在 1 米以上，探视者应戴外科口罩。⑤加强通风，或进行空气消毒。

（2）医务人员的防护

①应严格按照区域流程，在不同的区域，穿戴不同的防护用品，离开时按要求摘脱，并正确处理使用后物品。②与患者近距离（1m 以内）接触，应戴帽子、医用防护口罩；进行可能产生喷溅的诊疗操作时，应戴护目镜或防护面罩，穿防护服；当接触患者及其血液、体液、分泌物、排泄物等物质时应戴手套。

4. 其他传播途径疾病的隔离与预防

应根据疾病的特性，采取相应的隔离与防护措施，详见附录 1。

三、隔离原则

1. 在标准预防的基础上，医院应根据疾病的传播途径（接触传播、飞沫传播、空气传播和其他途径的传播)，结合本院的实际情况，制定相应的隔离与预防措施。

2. 一种疾病可能有多种传播途径时，应在标准预防的基础上，采取相应传播途径的隔离与预防。

3. 隔离病室应有隔离标志，并限制人员的出入，黄色为空气传播的隔离，粉色为飞沫传播的隔离，蓝色为接触传播的隔离。

4. 传染病患者或可疑传染病患者应安置在单人隔离房间。

5. 受条件限制的医院，同种病原体感染的患者可安置于一室。

6. 建筑布局符合本章第二节中相应的规定。

第二节　一般隔离预防技术规范

医务人员在临床工作中，因为操作或管理不当，可能引起病人或自身感染，因而要遵守隔离技术规范。我国非常重视隔离技术的规范化管理，根据《中华人民共和国传染病防治法》、《医院感染管理办法》和《消毒管理办法》制定了“医院隔离技术规范”，规定了医院隔离的管理要求、建筑布局与隔离要求、医务人员防护用品的使用和不同传播途径疾病的隔离与预防。

一、医院隔离的管理要求

1. 医院新建、改建与扩建时，建筑布局应符合医院卫生学要求，并应具备隔离预防的功能，区域划分应明确、标识清楚。

2. 应根据国家的有关法规，结合本医院的实际情况，制定隔离预防制度并实施。

3. 隔离的实施应遵循“标准预防”和“基于疾病传播途径的预防”原则。具体原则参考本章第一节。

4. 应加强传染病患者的管理，包括隔离患者，严格执行探视制度。

5. 应采取有效措施，管理感染源、切断传播途径和保护易感人群。

6. 应加强医务人员隔离与防护知识的培训，为其提供合适、必要的防护用品，正确掌握常见传染病的传播途径、隔离方式和防护技术，熟练掌握操作规程。

7. 医务人员的手卫生应符合《医务人员手卫生规范》(WS/T 313)。

8. 隔离区域的消毒应符合国家有关规定。

二、医院建筑布局与隔离要求

(一) 医院建筑分区与隔离要求

1. 医院建筑区域划分

根据患者获得感染危险性的程度，应将医院分为四个区域。

低危险区域：包括行政管理区、教学区、图书馆、生活服务区等。

中等危险区域：包括普通门诊、普通病房等。

高危险区域：包括感染疾病科（门诊、病房）等。

极高危险区域：包括手术室、重症监护病房、器官移植病房等。

2. 隔离要求

（1）应明确服务流程，保证洁、污分开，防止因人员流程、物品流程交叉导致污染。

（2）根据建筑分区的要求，同一等级分区的科室宜相对集中，高危险区的科室宜相对独立，宜与普通病区和生活区分开。

（3）通风系统应区域化，防止区域间空气交叉污染。

（4）应按照《医务人员手卫生规范》（WS/T313）的要求，配备合适的手卫生设施。

（二）呼吸道传染病病区的建筑布局与隔离要求

1. 隔离用途

用于经呼吸道传播疾病的患者的隔离。

2. 建筑布局

隔离病区应划分为：三区（相对清洁区、半污染区、污染区）、两缓冲（带）、两端（清洁端、污染端）、两走廊（内走廊、外走廊）。

（1）在医院相对独立的区域，分为清洁区、潜在污染区和污染区，清洁区指进行呼吸道传染病诊治的病区中不易受到患者血液、体液和病原微生物等物质污染及传染病患者不应进入的区域，包括医务人员的值班室、卫生间、男女更衣室、浴室以及储物间、配餐间等；潜在污染区指进行呼吸道传染病诊治的病区中位于清洁区与污染区之间、有可能被患者血液、体液和病原微生物等物质污染的区域，包括医务人员的办公室、治疗室、护士站、患者用后的物品、医疗器械等的处理室、内走廊等；污染区指进行呼吸道传染病诊治的病区中传染病患者和疑似传染病患者接受诊疗的区域，包括被其血液、体液、分泌物、排泄物污染物品暂存和处理的场所，包括病室、处置室、污物间以及患者入院、出院处理室等。

（2）设立两通道和三区之间的缓冲间。两通道指进行呼吸道传染病诊治的病区中的医务人员通道和患者通道。医务人员通道、出入口设在清洁区一端，患者通道、出入口设在污染区一端。缓冲间指进行呼吸道传染病诊治的病区中清洁区与潜在污染区之间、潜在污染区与污染区之间设立的两侧均有门的小室，为医务人员的准备间。缓冲间两侧的门不应同时开启，以减少区域之间空气流通。

（3）经空气传播疾病的隔离病区，应设置负压病室。

3. 隔离要求

（1）应严格服务流程和三区的管理。各区之间界线清楚，标识明显。

（2）病室内应有良好的通风设施。

（3）各区应安装适量的非手触式开关的流动水洗手池。

（4）不同种类传染病患者应分室安置。

（5）疑似患者应单独安置。

（6）受条件限制的医院，同种疾病患者可安置于一室，两病床之间距离不少于1.1m。

（三）负压病区的建筑布局与隔离要求

负压病区（房）是通过特殊通风装置，使病区（房）的空气按照由清洁区向污染区流动，使病区（房）内的压力低于室外压力。负压病区（房）排出的空气需经处理，确保对环境无害。

1. 隔离用途

适用于经空气传播疾病患者的隔离。

2. 建筑布局

应设病室及缓冲间，通过缓冲间与病区走廊相连。病室采用负压通风，上送风、下排风。门窗应保持关闭。负压病室内应设置独立卫生间，有流动水洗手和卫浴设施。配备室内对讲设备。

3. 隔离要求

应保障通风系统正常运转，做好设备日常保养。一间负压病室宜安排一个患者，无条件时可安排同种呼吸道感染疾病患者，并限制患者到本病室外活动。患者出院所带物品应消毒处理。

（四）感染性疾病病区的建筑布局与隔离要求

1. 适用于主要经接触传播疾病患者的隔离。

2. 建筑布局应设在医院相对独立的区域，远离儿科病房、重症监护病房和生活区。设单独入、出口和入、出院处理室。

3. 中小型医院可在建筑物的一端设立感染性疾病病区。

4. 隔离要求：

（1）应分区明确，标识清楚。

（2）不同种类的感染性疾病患者应分室安置；每间病室不应超过4人，病床间距应不少于1.1m。

（3）病房应通风良好，自然通风或安装通风设施，以保证病房内空气清新。

（4）应配备适量非手触式开关的流动水洗手设施。

（五）普通病区的建筑布局与隔离要求

1. 建筑布局

建筑布局在病区的末端，应设一间或多间隔离病室。

2. 隔离要求

（1）感染性疾病患者与非感染性疾病患者宜分室安置。

（2）受条件限制的医院，同种感染性疾病、同种病原体感染患者可安置于一室，病床间距宜大于0.8m。

（3）病情较重的患者宜单人间安置。

（4）病室床位数单排不应超过3床；双排不应超过6床。

（六）门诊的建筑布局与隔离要求

1. 建筑布局

（1）普通门诊应单独设立出入口，设置问讯、预检分诊、挂号、候诊、诊断、检查、治疗、交费、取药等区域，流程清楚，路径便捷。

（2）儿科门诊应自成一区，出入方便，并设预检分诊、隔离诊查室等。

（3）感染疾病科门诊应符合国家有关规定。

2. 隔离要求

（1）普通门诊、儿科门诊、感染疾病科门诊宜分开挂号、候诊。

（2）诊室应通风良好，应配备适量的流动水洗手设施和/或配备速干手消毒剂。

（3）建立预检分诊制度，发现传染病患者或疑似传染病患者，应到专用隔离诊室或引导至感染疾病科门诊诊治，可能污染的区域应及时消毒。

（七）急诊科（室）的建筑布局与隔离要求

1. 建筑布局

（1）应设单独出入口、预检分诊、诊查室、隔离诊查室、抢救室、治疗室、观察室等。

（2）有条件的医院宜设挂号、收费、取药、化验、X 线检查、手术室等。

（3）急诊观察室床间距应不小于 1.2m。

2. 隔离要求

（1）应严格预检分诊制度，及时发现传染病患者及疑似患者，及时采取隔离措施。

（2）各诊室内应配备非手触式开关的流动水洗手设施和/或配备速干手消毒剂。

（3）急诊观察室应按病房要求进行管理。

三、医务人员防护用品的使用

个人防护用品（personal protective equipment，PPE）指用于保护医务人员避免接触感染性因子的各种屏障用品。包括口罩、手套、护目镜、防护面罩、防水围裙、隔离衣、防护服等。防护用品应符合国家相关标准，在有效期内使用。

（一）口罩的使用

1. 口罩的作用

口罩可预防经空气、飞沫传播的疾病，还可减少病人的血液、体液等溅入医护人员的口腔和鼻腔，同时防止医务人员将病原体传染给病人。

2. 常用口罩的分类及特点

常用的口罩分为纱布口罩、外科口罩和医用防护口罩。

（1）纱布口罩（mask）

是保护呼吸道免受有害粉尘、气溶胶、微生物及灰尘伤害的口罩。此种口罩的结构与人面部密合性差，防毒效率低。

（2）外科口罩（surgical mask）

标准外科口罩分为三层。外层有防水作用，能阻止飞沫、血液、体液进入；中层有过滤作用，可阻隔空气中 5μm 颗粒 >90%，近鼻侧内层有吸湿作用。

（3）医用防护口罩

能阻止经空气传播的直径≤5μm 感染因子或近距离（<1m）接触经飞沫传播的疾病而发生感染的口罩。比如 N95 口罩。N95 是美国国家职业安全卫生研究所认证的。“N”是指非油性的颗粒物，“95”是指在标准规定检测条件下，过滤率达到 95%，有较好的密合性，适合人脸型的口罩。

3. 口罩的应用指征

（1）应根据不同的操作要求选用不同种类的口罩。

（2）一般诊疗活动，可佩戴纱布口罩或外科口罩。

（3）手术室工作或护理免疫功能低下患者、进行体腔穿刺等操作时应戴外科口罩。

（4）接触经空气传播或近距离接触经飞沫传播的呼吸道传染病患者时，应戴医用防护口罩。

4. 口罩的佩戴方法

（1）外科口罩的佩戴方法

①将口罩罩住鼻、口及下巴，口罩下方带系于颈后，上方带系于头顶中部（图 5-1）；

②将双手指尖放在鼻夹上，从中间位置开始，用手指向内按压，并逐步向两侧移动，根据鼻梁形状塑造鼻夹。

③调整系带的松紧度。

（2）医用防护口罩的佩戴方法（图 5-2）

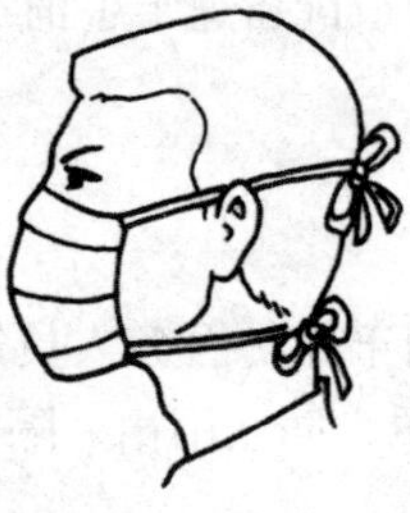

图 5-1　外科口罩的佩戴方法

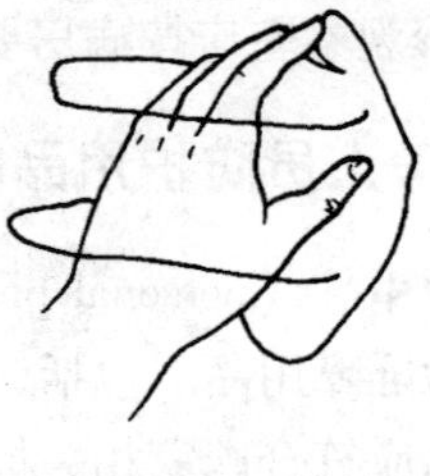

图 5-2　医用防护口罩的佩戴方法

①一手托住防护口罩，有鼻夹的一面背向外；

②将防护口罩罩住鼻、口及下巴，鼻夹部位向上紧贴面部；

③用另一只手将下方系带拉过头顶，放在颈后双耳下；再将上方系带拉至头顶中部；

④将双手指尖放在金属鼻夹上，从中间位置开始，用手指向内按鼻夹，并分别向两侧移动和按压，根据鼻梁的形状塑造鼻夹（图 5-3）。

5. 注意事项

（1）使用医用防护口罩或外科口罩时不应用一只手捏鼻夹，防止口罩鼻夹处形成死角漏气，降低防护效果。

（2）外科口罩应一次性使用。

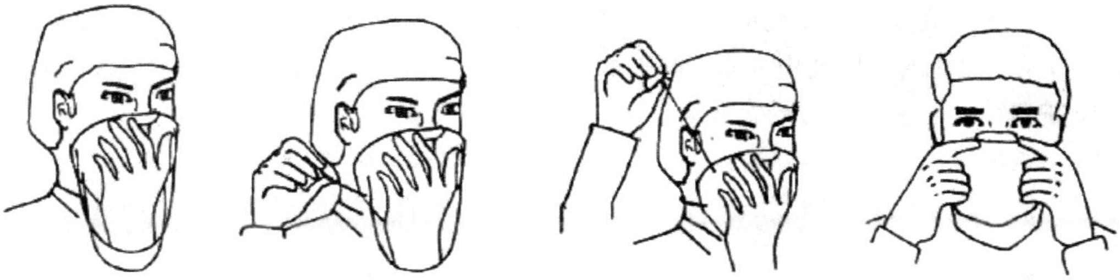

图 5－3　根据鼻梁的形状塑造鼻夹

（3）医用防护口罩的效能可持续 6h～8h。当口罩潮湿，或受到病人血液、体液污染后应立即更换。

（4）纱布口罩应保持清洁，每天更换、清洁与消毒，遇污染时及时更换。

（5）每次佩戴医用防护口罩进入工作区域之前，应进行密合性检查。检查方法将双手完全盖住防护口罩，快速的呼气，若鼻夹附近有漏气应按佩带方法步骤 4 调整鼻夹。若漏气位于四周，应调整到不漏气为止。

6. 摘口罩方法

（1）不要接触口罩前面（污染面）。

（2）先解开下面的系带，再解开上面的系带，见图 5－4。

（3）用手仅捏住口罩的系带丢至医疗废物容器内，见图 5－5。

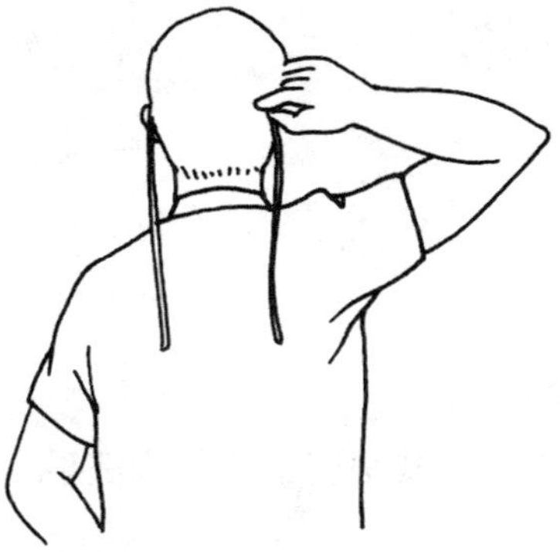

图 5－4　摘口罩方法

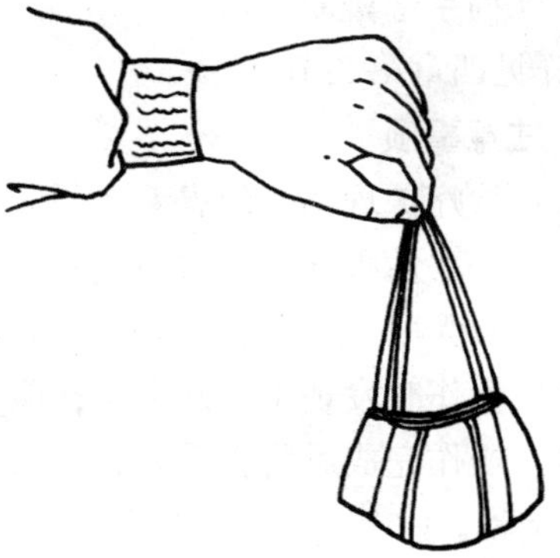

图 5－5　废口罩丢弃法

（二）护目镜、防护面罩的使用

1. 护目镜、防护面罩的作用

护目镜、防护面罩分别是防止患者的血液、体液等具有感染性物质溅入人体眼部或人体面部的用品。

2. 护目镜、防护面罩的应用指征

（1）在进行诊疗、护理操作，可能发生患者血液、体液、分泌物等喷溅时。

（2）近距离接触经飞沫传播的传染病患者时。

（3）为呼吸道传染病患者进行气管切开、气管插管等近距离操作，可能发生患者血液、体液、分泌物喷溅时，应使用全面型防护面罩。

3. 护自镜、防护面罩的戴摘方法

（1）戴护目镜或面罩的方法：戴上护目镜或防护面罩，调节舒适度。

（2）摘护目镜或面罩的方法：捏住靠近头部或耳朵的一边摘掉，放入回收或医疗废物容器内。

4. 注意事项

（1）佩戴前应检查有无破损，佩戴装置有无松懈。

（2）每次使用后应清洁与消毒。

（三）手套的使用

1. 手套的作用

手套是防止病原体通过医务人员的手传播疾病和污染环境的用品。

2. 手套的分类

根据不同操作的需要，手套分为清洁手套和无菌手套两类。

3. 手套的应用指征

（1）接触患者的血液、体液、分泌物、排泄物、呕吐物及污染物品时，应戴清洁手套。

（2）进行手术等无菌操作、接触患者破损皮肤、黏膜时，应戴无菌手套。

4. 无菌手套戴脱方法

（详见四章第二节）

5. 注意事项

（1）诊疗护理不同的患者之间应更换手套。

（2）一次性手套应一次性使用。

（3）戴无菌手套时，应防止手套污染。

（4）操作时发现手套破损时，应及时更换。

（5）操作完成后脱去手套，应按规定程序与方法洗手，戴手套不能替代洗手，必要时进行手消毒。

（四）隔离衣与防护服的使用

1. 隔离衣与防护服的作用

隔离衣是用于保护医务人员避免受到血液、体液和其他感染性物质污染，或用于保护患者避免感染的防护用品，通常为布制可重复使用。可根据接触感染性物质的情况和隔离衣阻隔血液和体液的可能性选择是否穿隔离衣和选择其型号。隔离衣应后开口，能遮盖住全部衣服和外露的皮肤。

防护服是临床医务人员在接触甲类或按甲类传染病管理的传染病患者时所穿的一次性防护用品。应具有良好的防水、抗静电、过滤效率和无皮肤刺激性，穿脱方便，结合部严密，袖口、脚踝处应为弹性收口。

2. 隔离衣与防护服的应用指征

（1）穿隔离衣指征

下列情况应穿隔离衣：

①接触经接触传播的感染性疾病患者如传染病患者、多重耐药菌感染患者等时。

②对患者实行保护性隔离时，如大面积烧伤患者、骨髓移植患者等患者的诊疗、护理时。

③可能受到患者血液、体液、分泌物、排泄物喷溅时。

（2）穿防护服指征

下列情况应穿防护服：

①临床医务人员在接触甲类或按甲类传染病管理的传染病患者时。

②接触经空气传播或飞沫传播的传染病患者，可能受到患者血液、体液、分泌物、排泄物喷溅时。

3. 穿脱隔离衣方法

（1）穿隔离衣方法（图5－6）

①右手提衣领，左手伸入袖内，右手将衣领向上拉，露出左手。

②换左手持衣领，右手伸入袖内，露出右手，勿触及面部。

③两手持衣领，由领子中央顺着边缘向后系好颈带。

④再扎好袖口。

⑤将隔离衣一边（约在腰下5cm）处渐向前拉，见到边缘捏住。

⑥同法捏住另一侧边缘。

⑦双手在背后将衣边对齐。

⑧向一侧折叠，一手按住折叠处，另一手将腰带拉至背后折叠处。

⑨将腰带在背后交叉，回到前面将带子系好。

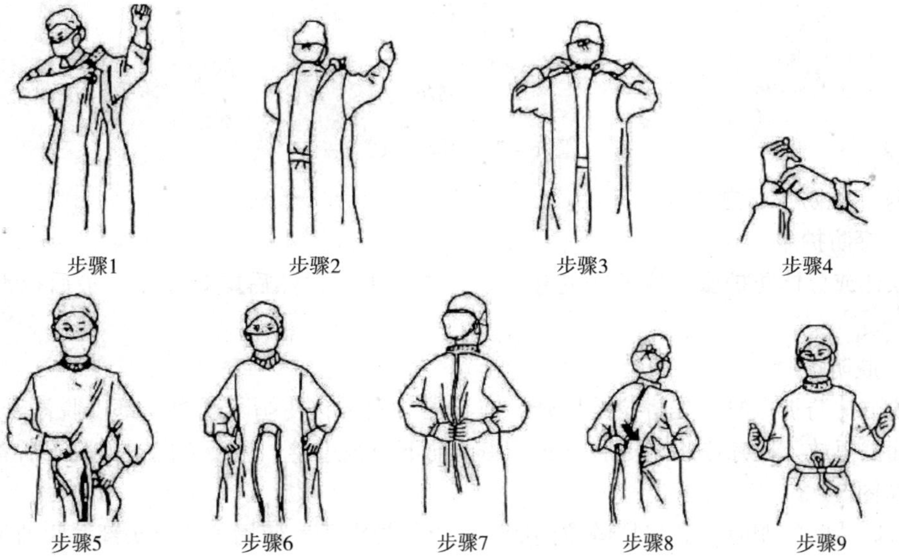

图5－6　穿隔离衣方法

（2）脱隔离衣方法（图5－7）

①解开腰带，在前面打一活结。

②解开袖带，塞入袖拌内，充分暴露双手，进行手消毒。

③解开颈后带子。

④右手伸入左手腕部袖内，拉下袖子过手。

⑤用遮盖着的左手握住右手隔离衣袖子的外面，拉下右侧袖子。

⑥双手转换逐渐从袖管中退出，脱下隔离衣。

⑦左手握住领子，右手将隔离衣两边对齐，污染面向外悬挂污染区；如果悬挂污染区外，则污染面向里。

⑧不再使用时，将脱下的隔离衣，污染面向内，卷成包裹状，丢至医疗废物容器内或放入回收袋中。

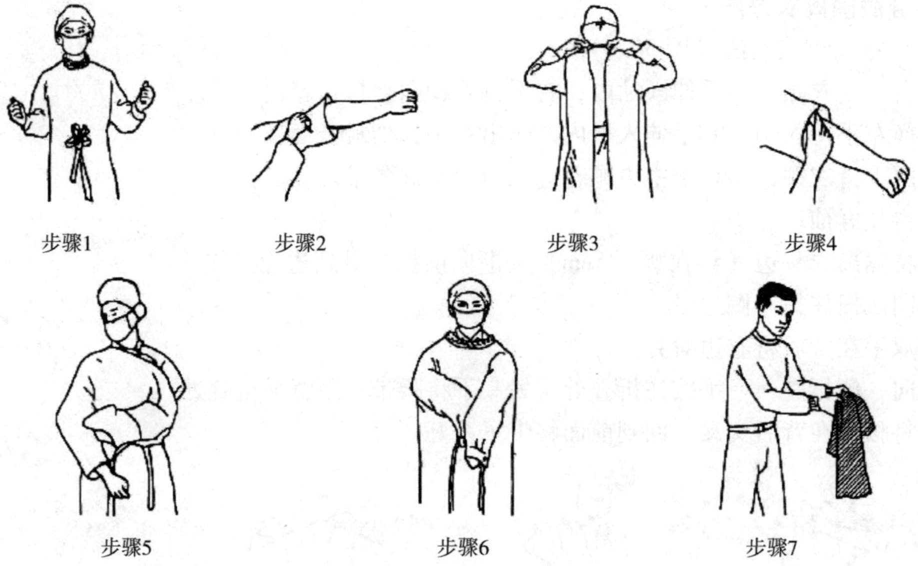

图5－7　脱隔离衣方法

4. 穿、脱防护服方法

（1）穿防护服

穿联体或分体防护服，应遵循先穿下衣，再穿上衣，然后戴好帽子，最后拉上拉锁的顺序。

（2）脱防护服

①脱分体防护服时，先将拉链拉开。向上提拉帽子，使帽子脱离头部。脱袖子、上衣，将污染面向里放入医疗废物袋。脱下衣，由上向下边脱边卷，污染面向里，脱下后置于医疗废物袋（图5－8）。

②脱联体防护服时，先将拉链拉到底。向上提拉帽子，使帽子脱离头部，脱袖子；由上向下边脱边卷，污染面向里直至全部脱下后放入医疗废物袋内（图5－9）。

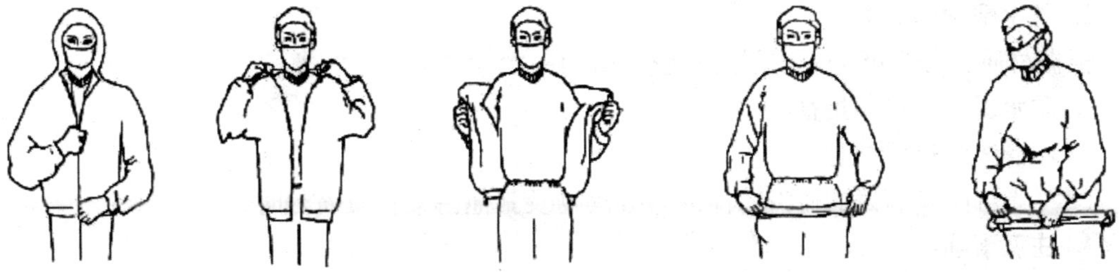

图 5－8　脱分体防护服方法

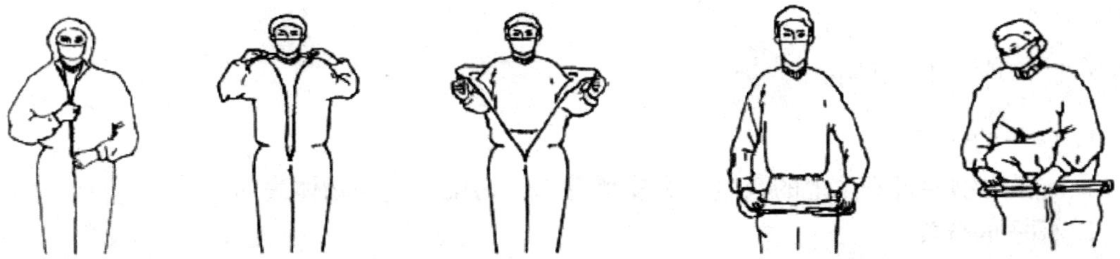

图 5－9　脱联体防护服方法

5. 注意事项

（1）穿前应检查隔离衣和防护服有无破损。

（2）隔离衣和防护服只限在规定区域内穿脱及进行操作活动。

（3）穿时勿使衣袖触及面部及衣领。

（4）发现有渗漏或破损应及时更换。

（5）脱时应注意避免污染。

（6）隔离衣每天更换、清洗与消毒，遇污染随时更换。

（五）鞋套的使用

1. 鞋套的作用

防止工作鞋、袜受到病人血液、体液等物质的污染。同时防止污染清洁环境。

2. 鞋套的应用指征

（1）从清洁区进入污染区时和从缓冲间进入负压病室时应穿鞋套。

（2）进入重点保护区如 ICU、血液病房、烧伤病房、器官移植病房等。

3. 注意事项

（1）鞋套应具有良好的防水性能，并一次性应用。

（2）应在规定区域内穿鞋套，离开该区域时应及时脱掉。发现破损应及时更换。

（六）防水围裙的使用

1. 防水围裙的作用

防止病人的血液、体液、分泌物及其他污染物浸湿、污染工作服。

2. 防水围裙的分类

根据材质，分为可重复使用的塑胶围裙和一次性防水围裙两类。

3. 防水围裙的应用指征

（1）清洗医疗器械时。

（2）当可能有病人的血液、体液、分泌物及其他污染物质喷溅时。

4. 注意事项

（1）一次性使用围裙应一次性使用，受到明显污染时应及时更换。

（2）重复使用的围裙，每班使用后应及时清洗与消毒。遇有破损或渗透时，应及时更换。

（七）帽子的使用

1. 帽子的作用

预防微生物通过头发上的灰尘、头皮屑等途径污染环境和物体表面。

2. 帽子的分类

分为一次性和布制帽子两类。

3. 帽子的应用指征

进入污染区和洁净环境前、进行无菌操作等时应戴帽子。

4. 注意事项

（1）被患者血液、体液污染时，应立即更换。

（2）布制帽子应保持清洁，每次或每天更换与清洁。

（3）一次性帽子应一次性使用。

第三节　传染病隔离规范

传染病是由病原微生物和寄生虫感染人体后产生的有传染性的疾病。2004 年 8 月 28 日第十届全国人民代表大会常务委员会第十一次会议修订的《中华人民共和国传染病防治法》第二章第二十一条规定，医疗机构应当确定专门的部门或者人员，承担传染病疫情报告、本单位的传染病预防、控制以及责任区域内的传染病预防工作，承担医疗活动中与医院感染有关的危险因素监测、安全防护、消毒、隔离和医疗废物处置工作。医院有责任保证病人被安置于合适的隔离预防措施之下，并且应当运用各种隔离技术与措施，将传染病病人及疑似传染病病人与健康人及一般病人分开，对具有传染性的分泌物、排泄物、用物随时消毒，防止病原体扩散。

一、传染病的分类

按照《中华人民共和国传染病防治法》的规定，传染病分为甲类、乙类和丙类。

1. 甲类传染病

鼠疫、霍乱。

2. 乙类传染病

传染性非典型肺炎、艾滋病、病毒性肝炎、脊髓灰质炎、人感染高致病性禽流感、麻疹、流行性出血热、狂犬病、流行性乙型脑炎、登革热、炭疽、细菌性和阿米巴性痢疾、肺结核、伤寒和副伤寒、流行性脑脊髓膜炎、百日咳、白喉、新生儿破伤风、猩红热、布鲁氏菌病、淋病、梅毒、钩端螺旋体病、血吸虫病、疟疾。

3. 丙类传染病

流行性感冒、流行性腮腺炎、风疹、急性出血性结膜炎、麻风病、流行性和地方性斑疹伤寒、黑热病、包虫病、丝虫病，除霍乱、细菌性和阿米巴性痢疾、伤寒和副伤寒以外的感染性腹泻病。

上述规定以外的其他传染病，根据其暴发、流行情况和危害程度，需要列入乙类、丙类传染病的，由国务院卫生行政部门决定并予以公布。对乙类传染病中传染性非典型肺炎、炭疽中的肺炭疽和人感染高致病性禽流感，采取甲类传染病的预防、控制措施。

二、传染病隔离区的布局

传染病医院及感染疾病科室医院建筑布局应按照使用功能合理布局，严格区分。

为了更好地执行消毒隔离的各项规定，便于消毒隔离顺利进行，保证消毒隔离效果，要做好隔离区的划分。在隔离区应划分清洁区、潜在污染区及污染区，并规定人们在此区活动的规则。

隔离病区应划分为：三区（相对清洁区、潜在污染区、污染区）、两缓冲（带）、两端（清洁端、污染端）、两走廊（内走廊、外走廊）。各区域应有明显的标识和界线，如用醒目的颜色区别或用文字图标，以时刻提醒工作人员严格遵守隔离规范。

隔离区内所有房间均应有良好的通风条件，风向从清洁区到污染区。并保证空气在清洁区、半污染区及污染区之间不能对流。各区之间的缓冲区域均要设置非手接触式流动水洗手设备或快速手消毒剂，并应备有盛放使用过的防护用品的带盖容器，如隔离衣、口罩、帽子、放护目镜、手套、鞋套、防护服等按规定的容器放置并处理。

三、传染病隔离区行为要求

隔离区的行为要求是杜绝医院感染的保证。

在传染病医院和综合医院的感染疾病科，除严格的划分隔离区外，并应该严格规范在隔离区的行为，要求每个进入隔离区的人员严格遵守，并有领导和医院管理组织检查，使每个医务人员在不同的隔离区域都能严格执行消毒隔离的各项规则。

（一）隔离区工作要求

在标准预防的基础上，根据传染病传播途径的不同而选择不同的隔离种类（接触隔离、空气隔离、飞沫隔离）。医务人员进入隔离区必须严格执行个人防护要求方可进入。医务人员需加强工作计划性，集中治疗护理，尽量减少进出病室次数。医务人员在进入和离开病区时应注意呼吸道、口腔黏膜、眼结膜及外耳道的防护，下班前必须进行卫生处置（清洁消毒并经沐浴后更衣）后方可离开病区。

1. 隔离区管理要点

各类人员严格分清“三区、二线”（三区：清洁、污染、半污染；二线：清洁路线、污染路线），并落实各项消毒措施以保证三区功能。物品设置合理有序，标志清晰，相对固定，用后按规定分类处置。抢救物品要做到班班交接、清点，及时检查补充，随时处于应急状态。

2. 人员流动方向

工作人员进入病区和穿戴个人防护流程：医务人员上班进入更衣室，将所有清洁衣物脱掉，更换刷手衣（上班专用内衣），穿工作鞋→在相对清洁区与半污染区之间的缓冲区穿防护服、戴帽子、口罩、手套→进半污染区医生、护士办公室→进病房前在半污染与污染区之间缓冲区加穿隔离衣，第二层口罩、防护镜、帽子、手套、鞋套→进入病房。

工作人员出病区和脱卸个人防护流程：在病房门外缓冲区脱鞋套，解隔离衣袖带，腰带，摘第一层手套→解隔离衣领带，轻脱隔离衣，将外面卷起放入带盖容器中，摘防护镜，脱第二层帽子，摘第二层口罩、手套，分别放置在不同功能的容器中，洗手消毒→进入半污染区医护办公室→下班前在半污染区与相对清洁区之间缓冲区脱防护服、帽子、口罩、手套，分别放置在相应的容器中，洗手、清洁消毒口、鼻、耳道后脱刷手服→沐浴更衣离开病区。

（二）隔离区病人管理

甲类及乙类传染病中的传染性非典型肺炎、人感染高致病性禽流感和肺炭疽等严密隔离的传染病疑似患者、临床患者需置单人病房，并与确诊患者隔离收治，重症患者与一般患者分室收治，必要时重症患者应收治在有负压病房条件的重症监护病房或具备监护抢救条件的病室。呼吸道传染病要求患者带好口罩，并不得随意离开所住的病室，更不能串病室。各房间门均应保持关闭状态。

严格探视制度，不设陪护，谢绝探视。如患者有特殊需要时，探视者需与医务人员一样做好严密的个人防护。患者所需的生活用品须经外勤及医务人员经清洁端传递进病室，做好交接。家属需询问病情，可设热线专人负责电话解答。病室要24h开窗通风，但不得与医务人员办公室对流。

病人入院流程：门诊→污染通道→传染病室

病人出院流程：消毒→沐浴更衣→清洁通道→出院

（三）隔离区物流方向

清洁物流均需经清洁路线送入病区清洁端，并由病区专人负责清点接收，如送餐、送防护用品、一次性医疗用品、送办公用品、送药品、送清洁被服、送消毒灭菌后物品等。

1. 洗衣房取污染被服路线

洗衣房→病区污染端→洗衣房工作人员用清洁双层布制污衣袋不经清点与病房清洁工一起将病房的污衣袋放入洗衣房的双层清洁污衣袋中，扎紧袋口，保持污衣袋外清洁由污染路线运回→直接进入洗衣房的高压锅先消毒（或先用消毒液浸泡）再正常洗涤。

2. 供应室回收流程

用封闭污染车从污染出口→进入各区污染端→将初步消毒处理后医疗器械经污染路线回科→再消毒后洗涤包装→高压灭菌→分类存放、备用。

3. 医用垃圾处置流程

医用垃圾均需由隔离区外的清洁工用专用垃圾袋与病区清洁工两人配合将污染垃圾袋放入双层垃圾袋中，扎紧袋口，注意保持双层垃圾袋外面清洁→用专用垃圾储存箱密闭储存，后送焚烧。

4. 检验科取病区血、尿、便标本流程

检验科工作人员用专用容器→经污染路线→各病区污染端→回检验科。

四、医护人员的防护

传染病医院和感染疾病科医务人员在诊治传染病人中，不可避免要近距离接触患者，受感染的危险性大，必须采用隔离防护措施，才能减少医务人员职业暴露造成感染的危险。但防护并不是越多越好，科学有效的防护是防止医务人员感染的有力保证。一般可分区分级防护。

1. 基本防护

防护对象：在医疗机构中从事诊疗工作的所有医务人员。

着装要求：工作服、工作帽、医用口罩、工作鞋。凡接触传染病人时要加穿隔离衣。

2. 加强防护

防护对象：进行体液或可疑污染物操作的医务人员；传染病流行期的发热门诊，隔离病区的工作人员；转运诊断或疑似为传染病患者的医务人员和司机。

着装要求：在基本防护的基础上，可按危险程度加用以下防护用品。隔离衣（防护服）、外科口罩（N95 医用防护口罩）、鞋套、乳胶手套、防护眼罩、面罩等。

3. 严密防护

防护对象：进行有创操作，如给 SARS 病人进行气管插管、切开吸痰等操作和作传染病人尸解的医务人员。

防护要求：在加强防护的基础上，应使用面罩，密闭式呼吸保护装置等（表 5－1）。

表 5－1　常见传染病传染源、传播途径及隔离预防

疾病名称		传染源	传播途径				隔离预防						
			空气	飞沫	接触	生物媒介	口罩	帽子	手套	防护镜	隔离衣	防护服	鞋套
病毒性肝炎	甲型、戊型	潜伏期末期和急性期患者			+		±	±	+		+		
	乙型、丙型、丁型	急性和慢性病人及病毒携带者			#		±	±	+				

续表

疾病名称	传染源	传播途径				隔离预防						
		空气	飞沫	接触	生物媒介	口罩	帽子	手套	防护镜	隔离衣	防护服	鞋套
麻疹	麻疹患者	+	++	+		+	+	+		+		
流行性腮腺炎	早期患者和隐性感染者		+			+	+			+		
脊髓灰质炎	患者和病毒携带者		+	++	苍蝇、蟑螂	+	+	+		+		
流行性出血热	啮齿类动物 猫、猪、狗、家兔	++		+		+	+	+	±	±		
狂犬病	患病或隐性感染的犬、猫、家畜和野兽			+		+	+	+	±	+		
伤寒、副伤寒	患者和带菌者			+		±	±	+		+		
细菌性痢疾	患者和带菌者			+			±	+		+		
霍乱	患者和带菌者			+		+	+	+		+		+
猩红热	患者和带菌者		++	+		+	+	+		+		
白喉	患者、恢复期或健康带菌者		++	+		+	+	+		+		
百日咳	患者		+			+	+	±				
流行性脑脊髓膜炎	流脑患者和脑膜炎双球菌携带者		++	+		+	+	+	±	+		
鼠疫 肺鼠疫	感染了鼠疫杆菌的啮齿类动物和患者		++	+	鼠蚤	+	+	+	±	+		
鼠疫 腺鼠疫	感染了鼠疫杆菌的啮齿类动物和患者			+	鼠蚤	±	±	+	±	+		
炭疽	患病的食草类动物 和患者	+	+		+	+	+	±	+			
流行性感冒	患者和隐性感染者		+	+		+	+	+				
肺结核	开放性肺结核患者	+	++			+	+	+	±	+		
SARS	患者		++	+		+	+	+	±		+	+
HIV	患者和病毒携带者			●				+		+		
手足口病	患者和隐性感染者		+	+		+	+	+	±	+		

续表

疾病名称	传染源	传播途径				隔离预防						
		空气	飞沫	接触	生物媒介	口罩	帽子	手套	防护镜	隔离衣	防护服	鞋套
梅毒	梅毒螺旋体感染者			●				+		+		
淋病	淋球菌感染者			■				+		+		
人感染高致病性禽流感	病禽、健康带毒的禽		+	+		+	+	+	±		+	+

注 1：在传播途径一列中，“+”：其中传播途径之一；“++”：主要传播途径。

注 2：在隔离预防一列中，“+”：应采取的防护措施；“±”：工作需要可采取的防护措施；“#”：为接触患者的血液、体液而传播；“●”：为性接触或接触患者的血液、体液而传播；“■”：为性接触或接触患者分泌物污染的物品而传播。

注：该表格内容遵照卫生部卫通〔2009〕10 号《医院隔离技术规范》（WS/T 311－2009）编制。

第四节　保护性隔离技术

一、保护性隔离的定义

保护性隔离（protective isolation）是针对某些免疫特别低下或极易受感染的人群，为保护其不再受其他感染所采取的隔离措施，也称为反向隔离（reverse isolation）。其目的在于为上述人群提供保护性环境，即安全的环境来减少其受感染的几率。

二、保护性隔离的适用人群

保护性隔离适用于严重免疫抑制，极易受到感染的人群，包括先天性免疫缺陷或后天获得性免疫抑制的人群，如恶性肿瘤大剂量化疗后、免疫抑制治疗、异体造血干细胞移植、器官移植、恶性血液病、早产儿等。免疫系统缺陷的不同类型会影响其受到感染的易感性和特异性，如病毒感染往往与 T 淋巴细胞的缺陷有关，而细菌感染则往往与中性粒细胞减少有关。同时适用于保护性隔离的还包括皮肤完整性严重受损而致免疫功能低下的人群，如严重烧伤或者外伤所致的大面积皮肤缺失。

三、保护性隔离区的环境要求

患者宜置于单人隔离病房，最好带有单独卫生间，房间应远离带有已知感染的患者的病房。

（一）设施设备

（1）室内应采用高效空气过滤器或空气层流系统。高效空气过滤系统应能去除99.97%的直径≥0.3μm的微粒，使室内空气得以净化、洁净，通过减少空气中真菌孢子的数量，从而减少患者暴露于环境中的真菌（尤其是曲霉菌属）而遭受感染的几率。相对于病室外的走廊，室内应为正压，压力差应达到12.5Pa以上。室内空气定向流动，经高效滤过的进风从房间的一侧送风，通过病床，然后由房间的对侧排风，每小时至少换气12次。每日采用手持压力表或可见的标志物来监测室内压力，如烟柱或飘带等。

（2）病室应有良好的密封性，避免室外空气渗入；室内装饰应采用光滑、无孔，耐摩擦的表面材料，避免采用纺织材料，以降低粉尘。

（3）病室内装饰摆设宜简单，忌存放多余的家具物品，室内避免铺设地毯和地垫，以有利于清洁消毒工作的进行。室内勿摆放鲜花或干花、盆栽等植物，以防蚊蝇等昆虫的孳生及病菌的产生。

（二）室内卫生

在接受病人入住之前都要经过彻底的清洁、消毒处理。病人入住后每日须进行常规清洁：湿式擦抹物体水平表面，以减少灰尘；可使用一次性抹布及地拖或对可重复性使用的清洁用具进行清洗消毒；如需要使用吸尘器，宜使用带有高效空气过滤器的吸尘器；地面及其他物体表面滞留的水和垃圾应随时清除。日常清洁时须先清洁保护性隔离病房，然后再进行其他区域的清洁。

四、保护性隔离的措施

1. 手卫生（hand hygiene）

手是病菌播散的主要途径之一，大量科学证据表明医务人员的手是医院感染最常见的传播途径。医务人员的手卫生是保证患者获得高质量医疗服务的一项基本措施，是一种能有效减少医院相关性感染和耐药微生物传播的首要方法。具体措施须严格遵循卫生部颁发的《医务人员手卫生规范》（2009）及WHO手卫生指南（2009）。

2. 物品消毒

最好使用一次性物品，重复使用的医疗器械及物品须专人专用，并按照相关规定进行清洗消毒。

3. 饮食

注意饮食卫生，未经严格消毒的食物不能食用，饮用水须经过化学消毒或煮沸消毒。勿食生食，如生蔬菜或生肉、生鱼片。避免食用生鲜水果。所有食物宜煮熟，以减少食物上的微生物。

4. 个人防护用品（personal protective equipment，PPE）

医务人员进行医疗操作严格执行无菌操作规程，须穿戴手套、口罩和和防护服，降低将病原微生物传播给病人的危险，以保护病人。如果医务人员患有或怀疑患有上呼吸道感染或口面部单纯疱疹者，不能直接接触免疫缺陷病人。如果患者由于接受检查而需离开病室，特别是当隔离室外正在进行建筑施工时，为防止吸入感染性孢子，应给患者提供高效呼吸保护装置，如N95口罩，并尽量减少病人在室外逗留的时间。

5. 患者卫生

大多数感染属于内源性感染，维持体内正常菌群的生长非常重要，因此有必要采取措施来保护患者皮肤及黏膜的完整性，包括皮肤及口腔的护理。

（1）每日评估患者的个人卫生需求，并协助其完成个人清洁工作。

（2）清洁的重点是病人的外阴部位，因为这是细菌容易滋生的部位。对于免疫功能等下的患者尤其容易出现皮肤刺激和感染的现象。

（3）清洁时宜使用温水，且避免使用肥皂，以防损伤皮肤黏膜。

（4）清洁毛巾宜每日更换。

（5）保持口腔清洁卫生，勤漱口，勿使食物残渣停留口腔，以防细菌滋生。

6. 探视

严格控制探视人员，过多的探视人员容易降低室内洁净度，最好一次不超过2个探视者。仔细甄别家属或访客是否带有感染或疑似感染，禁止患有传染性疾病的人员探视。如需直接接触病人，必须做好手卫生及个人防护准备。

第六章 医院感染监测技术

医院感染监测（healthcare infection surveillance）是指长期、系统、连续地收集、分析医院感染在一定人群中的发生、分布及其影响因素，并将监测结果报送和反馈给有关部门和科室，为医院感染的预防、控制和管理提供科学依据。卫生部已将医院感染监测与管理列为考核医疗质量及评审医院等级的重要指标。

第一节 医院感染监测内容和方法

我国医院感染监控工作起步于20世纪80年代初期。1986年，在卫生部医政司的领导下，成立了医院感染监控协调小组，负责全国医院感染监控工作的组织、指导和监督管理，并成立了由17所医院和8所防疫站组成的医院感染监控系统。至2001年已扩大到全国不同等级、种类的134所医院，每年监测住院病人约140万，是目前世界上最庞大的医院感染监控系统。2009年，我国卫生部发布《医院感染监测规范》，规定了医院感染监测的管理与要求、监测方法及监测质量保证，使医院感染监测工作更加规范。

一、医院感染监测的目的

1. 充分利用监测过程取得预期的结果，减少医院感染的危险因素，控制医院感染，不断提高医疗质量。

2. 建立医院感染发病率基线等数据。

3. 根据往年确定的散发基线判断是否存在医院感染暴发。

4. 发现预防措施的不足，发现病人护理过程中需要改进的地方，调整和修改感染控制规范。

二、医院感染监测内容

1. 医院感染发病率监测包括：全院的医院感染发病率监测；各科的医院感染发病率监测；医院感染部位发病率监测；医院感染危险因素监测；医院感染暴发流行监测。

2. 医院感染卫生学监测包括：消毒、灭菌效果监测；空气、物体表面、工作人员的细菌学监测；血液透析系统监测；污水排放卫生学监测；一次性医疗卫生用品监测。

3. 抗生素使用监测。

4. 医务人员医院感染职业暴露监测。

三、医院感染监测的方法与要求

按监测对象和目的不同可将医院感染监测分为全院综合性监测（hospital – wide surveillance）和目标性监测（target surveillance）两个基本方法。

1. 全院综合性监测

全院综合性监测是连续不断地对所有临床科室的全部住院患者和医务人员进行医院感染及其有关危险因素的监测。其目的是了解全院医院感染的情况。通过监测汇总各科室、各感染部位的感染率等资料，继而发现增加医院感染的各种因素，如不合理或不够完善的消毒隔离制度，缺乏消毒、灭菌器械或物品的质量控制制度以及不良的习惯性操作方法等，而后采取相应对策以减少医院感染发病率。

全院综合性监测还必须对全院各类人员，包括医疗第一线的医护人员、医技科室人员、医院领导、后勤人员以及清洁工人等进行医院感染知识的宣传教育，以利动员全院各部门都要采取相应的预防措施，把医院感染控制在最低限度。

全院综合性监测资料具有连续性、全面性，是基础、系统了解医院感染情况的过程。可掌握高危部门、高感染率的部位、某科室主要感染部位。缺点是耗时、工作量大、牵涉人力多、缺乏时间进行分析、控制、考虑深层次问题。目前，全院综合性监测多采取的是回顾性监测的方法，主要是查看出院病历，虽省时省力，但难以及时发现问题，不利于医院感染的控制，易漏报及诊断错误。

2. 目标性监测

目标性监测是针对高危人群、高发感染部位等开展的医院感染及其危险因素的监测，如重症监护病房医院感染监测、新生儿病房医院感染监测、手术部位感染监测、抗菌药物临床应用与细菌耐药性监测等。目标性监测是在全院综合性监测的基础上，在对本院的医院感染存在的问题已基本搞清和医院工作人员基本树立了控制医院感染的观点基础上，为了将有限的人力财力用在最需要解决的问题上，目标性监测方法才应运而生。

可将目标性监测分为以下几类：

（1）部门监测

针对医院感染高危科室或区域进行监测，如监护室、烧伤科、血液科、移植中心等。该方法将监测的重点放在最危险的部门，对于感染控制人员不足的医院特别适用，有利于对高危易感人群的监测和控制。缺点是监测集中在少数部门，顾及不到大多数部门的医院感染问题。

（2）轮转式监测

周期性地、有组织地在一个特殊时期监测一个特殊部门，优点是花费较少的精力获得较大效果，对在轮转时没有监测到的科室或区域不能及时发现聚集性感染征象应给予关注。

（3）从优监测

针对特殊感染部位或因医院感染造成费用的严重损失的监测，如外科手术部位感染、泌尿道感染、肺炎和血液感染等。该种方法灵活性强，可有针对性地解决一些感染控制问题，缺点是不能提供全院感染的本底率，不便分析全院感染的情况，感染流行时有可能被忽视。

（4）暴发监测

（详见第六章第四节）

3. 医院感染监测的要求

（1）由于我国各地医院发展情况不均衡，对新建立或未开展过医院感染监测的医院，应先开展全院综合性监测。监测时间不应少于2年。已经开展2年以上全院综合性监测的医院应开展目标性监测。目标性监测持续时间应连续6个月以上。医院感染患病率调查应每年至少开展一次。

（2）医院应按每200～250张实际使用病床，配备1名医院感染专职人员；专职人员应接受监测与感染控制知识、技能的培训并熟练掌握。

（3）医院应在医院信息系统建设中，完善医院感染监测系统与基础设施；医院感染监测设施运转正常。

第二节　消毒灭菌效果监测

医院消毒灭菌是预防医院内感染的重要措施之一，消毒灭菌效果的监测是评价其消毒灭菌设备运转是否正常、药剂是否有效、方法是否合理、消毒灭菌效果是否达标的唯一手段。医院必须对消毒、灭菌的效果进行监测。灭菌合格率必须达到100%，不合格的物品不得进入临床使用部门。

一、压力蒸汽灭菌效果监测

（一）物理监测

每次灭菌应连续监测并记录灭菌时的温度、压力和时间等灭菌参数。温度波动范围在±3℃以内，时间满足最低灭菌时间的要求。

（二）化学监测

应进行包外、包内化学指示物监测。具体要求为灭菌包包外应有化学指示物，高度危险性物品包内应放置包内化学指示物，置于最难灭菌的部位。如果透过包装材料可以观察到包内化学指示物的颜色变化，则不必放置包外化学指示物。通过观察化学指示物颜色的变化，判定是否达到灭菌合格要求。

（三）生物监测

生物监测是利用生物指示物（即接种了一定量的特定试验微生物载体），经压力蒸汽灭菌处理后，再检验细菌芽孢存活情况，以判断灭菌效果。监测应每月进行一次。

（四）B－D 试验

B－D 试验是专门用于监测预真空（包括脉动真空）压力蒸汽灭菌器内空气排除效果的试验。B－D 试验包由一张 B－D 指示图，外部包以特殊性能的透气纸组成。B－D 试验包里的指示剂对残留空气具有很强的敏感性。在一定压力蒸汽的温度、湿度的作用下，在一定时间内指示图可由原来的淡黄色变成均匀的深褐色或黑色。当指示卡图案不变色或变色不彻底，说明空气排除不彻底或有泄漏。在每天灭菌前、新灭菌器安装调试后、检修灭菌器设备后需进行 B－D 试验。实验时将指示图放于标准试验包的中层，将包放于灭菌器下层前部。灭菌后取出观察指示图颜色变化是否均匀，即可判断是否有冷空气团的存在。

灭菌器新安装、移位和修理后应进行物理监测、化学监测和生物监测。物理、化学监测通过后，生物监测应空载连续监测三次，合格后灭菌器方可使用。预真空压力蒸汽灭菌器应进行 B－D 测试并重复三次，合格后方可使用。

二、干热灭菌效果监测

（一）物理检测法

又称热电偶检测法。检测时，将多点温度检测仪的多个探头分别放于灭菌器各层内、中、外各点。关好柜门，将导线引出，由记录仪中观察温度上升与持续时间。若所示温度（曲线）在设定时间内均达到预置温度，则物理监测合格。

（二）化学检测法

将既能指示温度又能指示温度持续时间的化学指示剂 3～5 个分别放入待灭菌的物品中，并置于灭菌器最难达到灭菌效果的部位。经一个灭菌周期后，取出化学指示剂，据其颜色及性状的改变判断是否达到灭菌条件。

（三）生物检测法

应每周监测 1 次。

三、环氧乙烷灭菌效果监测

（一）物理监测法

每次灭菌应连续监测并记录灭菌时的温度、压力和时间等灭菌参数。

（二）化学监测法

每个灭菌物品包外应使用包外化学指示物，作为灭菌过程的标志；每包内最难灭菌位置放置包内化学指示物，通过观察其颜色变化，判定其是否达到灭菌合格要求。

（三）生物监测法

每灭菌批次应进行生物监测。生物指示物用枯草杆菌黑色变种芽孢。常规生物测试包放在灭菌器最难灭菌的部位（整个装载灭菌包的中心部位）。灭菌周期完成后应立即将生物指示物从被灭菌物品中取出并进行培养。

四、紫外线消毒效果监测

紫外线可以杀灭各种微生物，包括细菌繁殖体、芽孢、分枝杆菌、病毒、支原体等。紫外线消毒适宜的温度范围是20～40℃，相对湿度低于80%为好，温度和湿度过高或过低均会影响消毒效果，可适当延长照射时间。消毒使用的紫外线是C波紫外线，其波长范围是200nm～275nm。消毒用紫外线光源必须达到国家标准的辐照值。

（一）紫外线灯管辐照值的测定

1. 紫外线辐照计测定法

开启紫外线灯5min后，将测定波长为253.7nm的紫外线辐照计探头置于被检紫外线灯下垂直距离1m的中央处，待仪表稳定后，所示数据即为该紫外线灯管的辐照度值。

2. 紫外线强度照射指示卡监测法

开启紫外线灯5min后，将指示卡置紫外线灯下垂直距离1m处，有图案一面朝上，照射1min（紫外线照射后，图案正中光敏色块由乳白色变成不同程度的淡紫色），观察指示卡色块的颜色，将其与标准色块比较，读出照射强度。

一般新灯管的照射强度不应低于100$\mu W/cm^2$，使用中的灯管不应低于70$\mu W/cm^2$。照射强度监测应每半年一次。如果没有辐射强度监测设备，应登记每支紫外线灯的起始及累计使用时间，超过1000h应及时更换。日常监测包括灯管应用时间、累计照射时间、使用人签名。

（二）生物监测法

紫外线消毒后进行空气和物体表面的采样。经消毒后的物品或空气中的自然菌应减少90%以上，人工染菌杀灭率应达到99.9%。生物监测必要时进行，由科室自我监测，不合格及时更换。

五、内镜消毒灭菌效果监测

监测采样部位为内镜的内腔面。用无菌注射器抽取10ml含相应中和剂的缓冲液，从待检内镜活检口注入，用15ml无菌试管从活检出口收集，及时送检，2h内检测。

消毒后的内镜（如胃镜、肠镜、喉镜等）应当每季度进行生物学监测并做好监测记录，细菌总数＜20cfu/件，不得检出致病微生物。

灭菌后的内镜（如腹腔镜、关节镜、胆道镜、膀胱镜、胸腔镜等）、活检钳和灭菌物品，必须每月进行监测，不得检出任何微生物，达到无菌要求。

六、使用中化学消毒剂的监测

使用中化学消毒液的监测方法，包括有效成分的监测、浓度监测和含菌量监测。下面重点介绍后两者。

（一）化学消毒剂浓度试纸测定法

1. G－1型消毒剂浓度试纸

（1）测定范围：该试纸可以测定多种氧化性消毒剂浓度，如有机含氯消毒剂的优氯净、氯代异氰尿酸及其盐类、氯胺等，无机含氯消毒剂的次氯酸钠、次氯酸钙、氯化磷酸三钠等。还可以测定过氧化物类，如过氧乙酸、过氧化氢、二氧化氯等。

（2）测定方法

取试纸一条或半条，迅速在消毒液内蘸一下，在自然光下立即与标准色块进行比较，若显色在要求范围内，即为测定消毒剂合格。

（3）注意事项

试纸一旦打开，使用后立即放回塑料袋内，注意防止潮湿，避免接触化学物质。测定时读数应在30s之内完成，时间越长，越不准确，因为时间延长会增加空气氧化因素。

2. 戊二醛浓度试纸

测定方法为，将测试卡浸入戊二醛溶液中，在3s内取出，以中性滤纸吸出多余液体，过3～5min读值，达到均匀的亮黄色即符合该浓度的变色要求。由于戊二醛浓度测试卡没有制定标准色块，因而测定误差比较大，测试值只能作为参考，而不宜作为判断指标，对戊二醛浓度质量监测主要依靠化学分析法和生物学测定法。

（二）使用中消毒液的染菌量测定

1. 检测方法

（1）涂抹法

用无菌吸管吸取消毒液1ml，加入含有相应中和剂9ml的采样管内，混匀，用无菌吸管吸取上述溶液0.2ml，滴于普通琼脂平板进行接种，一式两份。一份置于20℃培养7d，观察霉菌生长情况，另一份置于35℃温箱内，培养72h，计数菌落数，计算公式如下：

消毒液染菌量（cfu/ml）＝平板上的菌落平均数×50

（2）倾注法

用无菌吸管吸取消毒液1ml，加入含有相应中和剂9ml的采样管中混匀，分别取0.5ml，放入2只灭菌平皿内，加入已熔化的45～48℃的营养琼脂15～18ml，边倾注边摇匀，待琼脂凝固，一平板置于20℃培养7d，观察霉菌生长情况，另一平板置于37℃培养72h，计数菌落数，计算公式如下：

消毒液染菌量（cfu/ml）＝平板上的菌落平均数×20

2. 结果判断

消毒液染菌量≤100cfu/ml并未检出致病菌为合格。

3. 注意事项

（1）应在消毒液内无物品时或物品消毒至规定时间后进行采样；

（2）采样后 1h 内送检；

（3）消毒液含菌量测定必须根据不同消毒剂加不同的中和剂。

第三节　环境卫生学监测

目前，并不主张对环境进行广泛的、常规的监测，但是在某些特殊情况下，环境作为病原体的传播媒介和贮源，引起医院感染的危险仍然存在。特别是当发生医院感染暴发流行时，通过环境微生物的检测，可以及时发现传染源及传播途径。因此，开展有目的、有选择的的环境卫生学监测是必要的。

一、空气消毒效果的监测

1. 采样时间

在消毒处理后、操作前进行采样。

2. 采样方法

根据采样原理分为平板暴露法、固体撞击法、液体冲击法等。日常监测中常用的采样方法为平板暴露法。

（1）布点方法

室内面积≤30m²，设内、中、外对角线 3 点，内、外点布点部位距墙壁 1m 处；室内面积 >30m²，设 4 角及中央 5 点，4 角的布点部位距墙壁 1m 处。

（2）采样方法

将普通营养琼脂平板（直径为 9cm）放在室内各采样点处，采样高度为距地面 1.5m。采样时将平板盖打开，扣放于平板旁，暴露 5min，盖好立即送检。

3. 结果判定

Ⅰ类区域（层流洁净手术室、层流洁净病房）：细菌总数≤10cfu/m³（或 0.2cfu/平板），未检出金黄色葡萄球菌、溶血性链球菌为消毒合格；

Ⅱ类区域（普通手术室、产房、婴儿室、早产儿室、隔离室、供应室无菌区、烧伤病房、重症监护病房）：细菌总数≤200cfu/m³（或 4cfu/平板），未检出金黄色葡萄球菌、溶血性链球菌为消毒合格；

Ⅲ类区域（儿科病房、妇产科检查室、注射室、换药室、治疗室、供应室清洁区、急诊室、化验室、各类普通病房和房间）：细菌总数≤500cfu/m³（或 10cfu/平板），未检出金黄色葡萄球菌、溶血性链球菌为消毒合格。

4. 注意事项

采样前，关好门、窗，在无人走动的情况下，静止 10min 进行采样。

二、物体表面消毒效果的监测

1. 采样时间

在消毒处理后进行采样。

2. 采样面积

被采表面<100cm²，取全部表面；被采表面≥100cm²，取100cm²。

3. 采样方法

用5cm×5cm的标准灭菌规格板，放在被检物体表面，采样面积≥100cm²，连续采样4个，用浸有含相应中和剂的无菌洗脱液的棉拭子1支，在规格板内横竖往返均匀涂擦各5次，并随之转棉拭子，剪去手接触部位后，将棉拭子投入10ml含相应中和剂的无菌洗脱液试管内，立即送检。门把手等不规则物体表面用棉拭子直接涂擦采样。

4. 结果判定

Ⅰ、Ⅱ类区域：菌落总数≤5cfu/cm²，并未检出致病菌为消毒合格。

Ⅲ类区域：菌落总数≤10cfu/cm²，并未检出致病菌为消毒合格。

Ⅳ类区域（传染病科及病房）：菌落总数≤15cfu/cm²，并未检出致病菌为消毒合格。

母婴同室、早产儿室、婴儿室、新生儿室及儿科病房的物体表面不得检出沙门菌。

三、医护人员手卫生效果的监测

1. 采样时间

在接触患者、进行诊疗活动前采样。

2. 采样方法

被检人五指并拢，用浸有含相应中和剂的无菌洗脱液棉拭子在双手指屈面从指根到指端往返涂擦2次（一只手涂擦面积约30cm²），并随之转动采样棉拭子，剪去操作者手接触部位，将棉拭子投入10ml含相应中和剂的无菌洗脱液试管内送检。

3. 结果计算

手细菌菌落总数（cfu/cm²）=（平皿上菌落平均数×采样液稀释倍数）/采样面积（cm²）

4. 结果判定

卫生手消毒，监测的细菌菌落总数应≤10cfu/cm²；

外科手消毒，监测的细菌菌落总数应≤5cfu/cm²。

第四节　医院感染流行与暴发病例监测

医院感染病例监测是医院感染监测最具体、最基础的工作之一。

一、医院感染病例监测

（一）监测信息的收集

医院感染病例监测的关键是发现感染病例，然后围绕感染病例有关因素进行调查。感染病例资料的来源是查房、查阅病历、病原学检查报告等。

1. 信息来源

（1）查房

通过查房，可以及时发现医院感染新病例。感染控制人员定期到病房巡视，向医生和护士了解是否有感染病例发生。尤其应注意住院时间长、病情重、免疫力低下、接受介入性操作的病人。

（2）查阅病历

查阅各种医疗、护理记录，注意是否有医院感染的表现。如发热、咳嗽咳痰、白细胞计数增高、抗菌药物使用情况等，各种辅助检查如 X 线、CT 等可作为医院感染的诊断依据。

（3）病原生物学检验报告

病原生物学检查能及时检出与医院感染相关的病原菌，并提供相关抗菌药物敏感性报告，但是检验报告并不能完全判断是否发生医院感染，应注意其中的假阳性及定植菌可能的情况。

2. 信息收集的方法

医院感染病例主要由医院感染专职人员、临床医生和护士来完成。

（1）医生报告院感病例

临床医生在诊治病人过程中能及时发现患者发生医院感染，可通过填写医院感染病例登记表或直接于医院内部网络报告给医院感染管理科。

（2）现患率调查

利用普查或抽样调查的方法，收集某一时点或时间内，实际处于医院感染状态的病例资料。

（3）回顾性调查

用于补充和修正医院感染诊断，完善监测资料和发现漏报病例。

（4）前瞻性调查：由医院感染专职人员有计划的对某些重点科室或全院住院病人进行跟踪观察，直到病人出院，也包括出院病人的随访。其结果比较真实可靠，但需要一定的人力、物力及时间，有时难以坚持。

（二）医院感染病例监测的主要计算指标

1. 医院感染发病率

是指一定时间内处于一定危险人群中新发医院感染病例的频率。其计算公式为：

$$\text{医院感染发病率（\%）}=\frac{\text{一定时期内医院感染新发病例数}}{\text{同期住院病人数}}\times 100\%$$

2. 医院感染例次发病率

在医院感染监测中，一个病人可发生多次或多部位感染，所以还必须计算医院感染例次发病率。在一定时期内处于一定危险人群中新发生医院感染例次的百分率。其计算公式为：

$$医院感染例次发病率（\%）=\frac{一定时期内新发医院感染例次数}{同期住院病人数}\times 100\%$$

3. 医院感染现患率

是指在一定时期内处于一定危险人群中实际感染病例（包括以往发病至调查时尚未治愈的旧病例）的百分率。其计算公式为：

$$医院感染患病率（\%）=\frac{一定时期内的实际医院感染病例数}{同期住院病人数}\times 100\%$$

4. 医院感染罹患率

罹患率是用来衡量处于危险的人群中新发生医院感染的频率，多用于小范围或短时间的暴发或流行，观察时间可是 1 天、几天或 1 周、1 月等，分母是暴露于危险因素的病人数，分子为同一危险因素所致医院感染新发病例数。其计算公式为：

$$医院感染罹患率（\%）=\frac{同期新发医院感染病例数}{观察期间处于危险中的人群病人数}\times 100\%$$

5. 漏报率

漏报率是指在一定时期内，所发生的感染病例中，漏报病例的百分率。其计算公式为：

$$医院感染漏报率（\%）=\frac{漏报感染例数}{已报感染例数+漏报感染例数}\times 100\%$$

6. 医院感染病死率

指某医院感染的全部病例中，因该感染死亡例数的百分率。其计算公式为：

$$医院感染病死率（\%）=\frac{因该感染而死亡的例数}{某医院感染的病例数}\times 100\%$$

（三）医院感染病例监测的主要控制指标

医院感染发病率：一级医院≤7%；二级医院≤8%；三级医院≤10%。

无菌手术切口感染率：一级医院≤1%；二级医院≤0.5%；三级医院≤0.5%。

常规物品消毒灭菌合格率：100%。

一人一针一管执行率：100%。

医院感染漏报率：<20%。

抗菌药物使用率：<50%。

常规物品消毒灭菌合格率：100%。

使用中消毒剂：不得检出致病微生物。

无菌器械保存液：不得检出任何微生物。

（四）监测数据分析与反馈

监测资料通过整理分析、发现问题、总结经验、写成报告向有关领导汇报，并制定管理措施，向应该了解该情况的部门或个人反馈。

二、医院感染流行与暴发的监测

医院感染流行是指任何与时间、地点相关的感染发病率的增加超出了医院通常的发病率水平，其差别具有统计学意义。若在同期或较短时间内，同一病区或某一患者群体中，出现≥3 例的同类感染（同种同源菌感染），则称为医院感染暴发（healthcare infection outbreak）。

（一）医院感染的暴发调查

1. 医院感染暴发调查的目的和意义

医院感染暴发的流行病学调查的主要目的是迅速查明导致暴发的主要原因，提出有针对性地控制措施，以控制流行的传播蔓延和预防类似暴发的再度发生。一次医院感染暴发调查一般应包括以下内容：

（1）明确诊断：从疾病的临床表现及实验室检查结果，明确医院感染暴发的诊断，提出确诊病例和疑似病例的标准。

（2）确定暴发的范围、时间经过及可能受累及的病人和医护人员群体。

（3）确定传染源、传播方式及造成传播的因素。

（4）明确继续受威胁的人群、使病人易感性增加的医源性因素。

（5）从暴发原因分析医院常规防护措施中存在的缺陷及应采取的措施，并评价各项措施的效果，防止类似事件的再发生。

2. 流行病学调查的启动

流行病学调查启动及时与否，将直接影响暴发的规模和控制效果。当发现医院感染流行时，或存在发生流行的潜在危险时，应立即开展流行病学调查。

流行的判断是以长期连续的医院感染监测为基础的。然而，由于医院感染情况复杂，流行病学调查并不能完全以此为标准，还应特别注意以下三点：①由于住院病人易感性的变化，应将流行和一般性波动相区别；②医院感染流行常涉及不同的病区、病种、或同时有不同的微生物侵袭，因而使表现复杂化；③有时医院感染发生率的上升是渐进的。

目前，专家普遍认为，若出现下列情况之一时，应考虑立即开展流行病学调查：

（1）当医院感染率超过某一期望阈值时：一般认为，若感染率有 2～3 倍升高，或超过既往感染率水平的 95% 的可信区间的上限时，即认为需进行流行病学调查。

（2）当在某一条件情况相似的其他医院出现医院感染暴发时，则应对本医院发生流行的潜在危险进行调查。

（3）对于一些容易传播或危害性大的医院感染，即使发生例数很少（1～2 例），也应及时开展调查。例如产房和新生儿室的葡萄球菌感染、高度传染性病原体的感染、多重耐药菌株或对新抗生素出现抗药性的菌株的感染、低发或趋于绝迹的疾病的发生，以及一些过去曾造成严重感染的流行菌株的再度出现等。

3. 流行病学调查的具体步骤和方法

医院感染流行病学调查一般分为初步评价、初步调查和深入调查三步，针对不同的情况，可选择不同的方法开展流行病学调查。但在开展流行病学调查之前，一般应对医院感染情况作一初步评价，因此，初步评价是所有医院感染流行病学调查所必需的。（具体调查方法与步骤选择见图6－1）

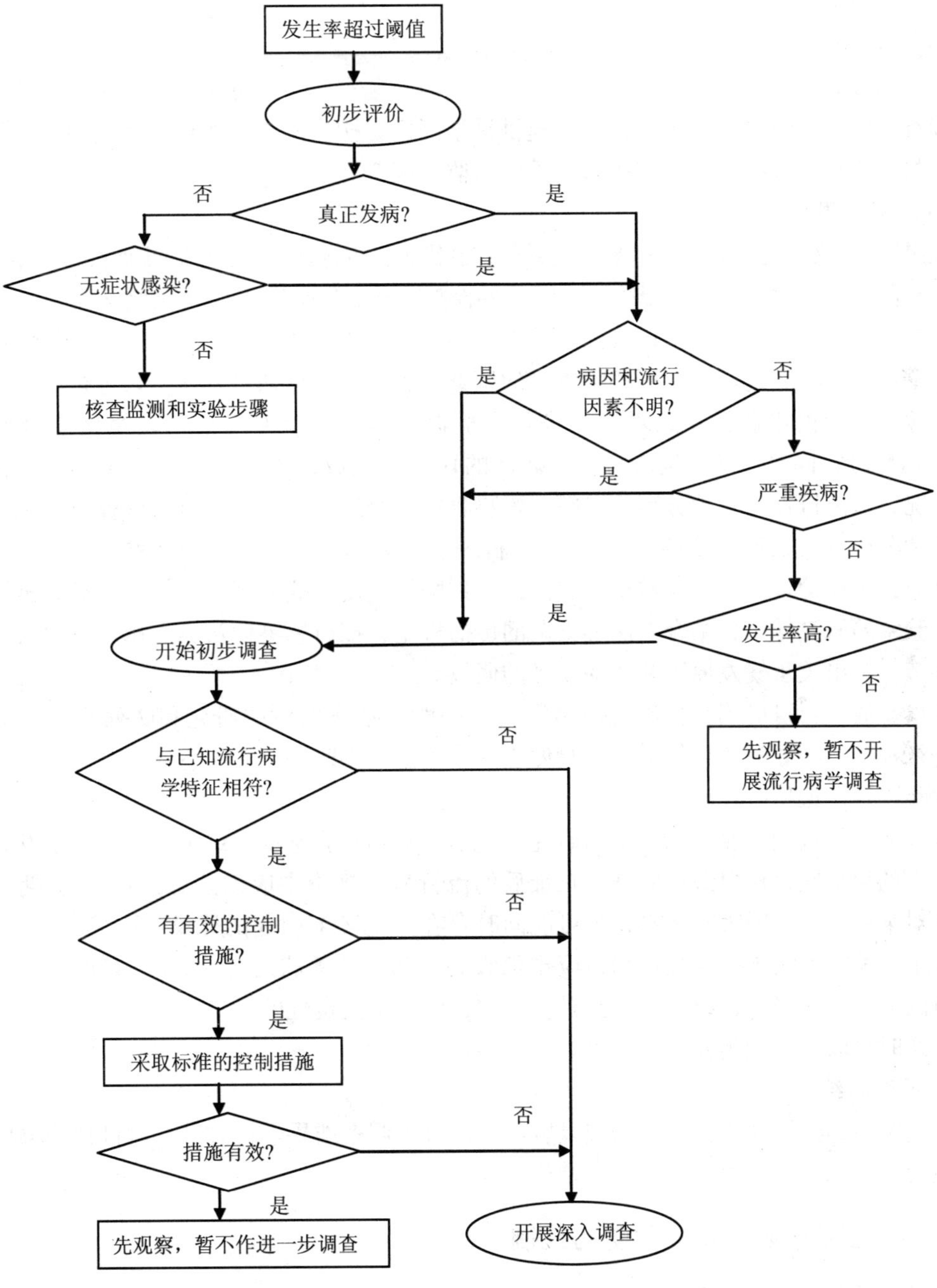

图6－1　流行病学调查方法选择决策图

（1）初步评价

初步评价的目的是确认医院感染暴发的存在，以此确定是否需要启动流行病学调查。若该病病因和流行因素是清楚的，疾病流行的程度尚未达到暴发的水平，而且已有有效的预防控制措施，则在初步评价之后，凭经验直接采取相应措施，无需继续做正式的流行病学调查，否则，需启动正式的流行病学调查。

（2）初步调查

初步调查对处理简单的、明确的和不太严重的问题有效，且可作为深入调查的基础。但初步调查一般仅凭经验采取措施，不能提供科学证据。初步调查一般包括病例调查、资料收集、资料分析与假设提出及控制措施的采取与监测四个方面。

（3）深入调查

如果认为暴发问题严重，凭经验无有效的控制措施可供选择；或者经初步调查，其结果与预期的流行病学特征不相符合；或者凭经验采取的控制措施没有效果时，则应做深入细致的调查。

①病例调查：在初步病例调查的基础上，根据初步调查结果重新修订的病例诊断标准，重新做全面的病例调查。对可疑危险因素的调查内容，可根据初步调查结果进行修正。

②综合分析提出假设：除对病例进行全面调查外，也应对可疑的环境因素进行调查（同初步调查），同时还应收集流行期间病区的住院病人数，该感染在过去 6～12 个月中的发生情况，该流行株过去的分离情况等。资料收集齐全后，首先对病例调查资料作三间分布的描述和分析（方法同初步调查），然后分析现场环境调查的资料，如食物及水的来源、处理及供应；医疗护理操作、器械清洗、消毒、贮藏及使用；病人间的接触等。最后再综合临床和实验室的研究结果，结合本次感染菌的传播机制，探讨感染菌污染、携带及侵入人体的可能环节，提出关于暴发原因和传播途径的假设。

③检验假设：可应用分析流行病学研究（一般包括病例对照研究和队列研究）对上述假设进行检验，必要时还可作干预试验做进一步验证，同时结合实验室检查结果，对暴发原因和危险因素作最后解释。

综合上述的病例对照研究、队列研究、干预实验和实验室检查结果，即可对暴发原因和危险因素的初步假设作出最后验证。在最后的流行病学推论中应该注意：a、不能期望每个病人都对某主要危险因素有暴露，因可能同时存在其他环节引起的感染；b、流行病学调查结果显示相关的因素不一定是病因，应排除假关联和间接关联的可能；c、在对流行病学调查资料的分析与解释中，统计学检验是重要的，但不是决定性的。

④及时采取控制措施并进行评价。

4. 调查总结

一次医院感染暴发流行病学调查以后，应及时对调查结果进行总结。制订预防类似暴发的措施。

（二）医院感染暴发的预防与控制

1. 医院感染暴发的预防

由于医院感染具有其特殊性和复杂性，决定了医院感染预防措施的综合性。常规的预防医院感染的措施包括以下几方面。

（1）加强管理

建立和健全医院感染的管理体系和各项规章制度。建立医院应急处理领导小组、医院感染管理委员会、传染病防治专家组、应急处理小分队，并明确各级组织的职责。建立有关医院感染处理的各种预案，如各类传染病、实验室生物安全事故、特殊病原体暴发事件的处理（MRSA、VER、胞曼不动杆菌、金黄色葡萄球菌、绿脓杆菌、产气荚膜芽孢杆菌），以及污染手术或传染病病人手术的处理等预案。

（2）加强监测

监测是医院感染暴发预防的重要的常规措施，目的在于早期发现医院感染暴发的苗头或潜在可能性，以便及时采取相应的预防措施，防止暴发的发生。

（3）加强预防和处理的相关知识，提高诊治水平及预防意识

加强全院医务人员预防和处理院感的相关知识，提高医护人员的诊治水平及预防医院感染的意识。感染暴发事件应急处理专业知识和能力准备主要包括传染病学、预防医学、流行病学、医院感染学、微生物学、医院建设学、医院管理学等，以及消毒、隔离、防护知识，人流、物流、水流、气流的有关知识。相关人员还应具备良好的沟通能力和协调能力，如与病人家属、媒体的沟通。不清楚的事件必须先行调查，不宜过早下结论，也不要有意躲避。掌握国家的有关法律法规和有关的医院感染管理指南、标准和技术规范。

（4）其他具体措施

①加强对住院病人的管理，严格探视制度；②加强对医院消毒灭菌的质量控制与监督；③加强临床使用一次性无菌医疗用品的购入、使用和销毁的管理；④建立应急物资贮备库，包括预防和治疗药品、防护用品、消毒药械等物资贮备。⑤完善有关单位的联系方式。包括本单位领导、重要人员、有关专家、有关单位的电话、手机、电传、Email、单位地址等。准备工作要做实做细关键时刻才不慌张，应急处理才能到位。

2. 医院感染暴发的现场处理与控制措施

医院感染暴发一旦发生，一方面应立即成立紧急状态领导小组，组织诊断和治疗工作，以减少死亡和控制暴发为目标；另一方面应立即组织医院感染管理的相关人员进行流行病学调查，尽快查清引起医院感染暴发的原因，并及时采样进行病原学检测。同时感染的科室应积极采取以下措施：

（1）控制感染源，保护易感人群

根据疾病种类、病人病情、传染病病期分别安置病人。对已发生医院感染的患者需立即进行隔离。同种病原体感染病人可同住一室；可疑特殊感染病人应单间隔离；成人与婴幼儿感染病人分别安置。

（2）已发生感染的科室立即停止收新病人

已发生医院感染的相关科室应立即停止收容新病人，并做好随时和终末消毒，对接触者进行医学观察，直至超过该病的最长潜伏期为止。有条件的还可对接触者实施被动免疫，以增强其特异或非特异性抵抗力。病房物体表面、地面采用0.2%（2000mg/L）含氯消毒剂进行擦拭，作用1h。所有进出病人病房人员均须严格洗手。病人使用过的一次性用品，均装入两层黄色垃圾袋内，包装严密后，用3%过氧化氢喷外表面后，送垃圾站焚烧处理。可

再利用物品，如衣服、被褥等，可装在塑料袋内送环氧乙烷灭菌。病人转出病房后，病房要进行终末消毒。空气采用2%过氧乙酸溶液（$8ml/m^3$）气溶胶喷雾消毒，作用1h；或使用过氧乙酸熏蒸消毒，$3g/m^3$，作用1h。

（3）了解准确的感染状况，追查传染来源

必须对隐性感染者和病原携带者进行筛查，筛查对象应包括病人、医院工作人员及一些常来医院陪护和探视的人员。尤其在深入的流行病学调查后仍不能找到传染来源时，更应抓紧筛查病原携带者。

（4）针对感染源和感染途径，采取有效的处理和控制措施

根据确定或初步确定的感染源和感染途径，及时采取有效的处理和控制措施，并对处理措施进行持续监测。当感染源和感染途径不明确时，可以针对可能的感染源和感染措施，在不停止调查的同时，采取比较广泛的控制措施，并根据调查结果不断修正评价。

（5）按照相关规定向疾病预防控制机构报告

有5例以上的医院感染暴发应向所在地疾病预防控制机构报告，有10例以上的医院感染暴发事件应按照《国家突发公共卫生事件相关信息报告管理工作规范（试行）》要求2h内进行报告。医疗机构发生的医院感染和医院感染暴发属于法定传染病的，还应当按照《中华人民共和国传染病防治法》和《国家突发公共卫生事件应急预案》的规定进行报告。

第五节　计算机网络在医院感染监测中的应用

随着医院感染管理的发展及医院计算机网络化的实现，医院感染信息化管理已成为一种必然趋势。为了提高医院感染监测的工作效率和质量，在多年医院感染监测的基础上湘雅医院与深圳宁远科技有限公司共同开发了蓝蜻蜓医院感染管理软件。该软件采用大型数据库结构，具备强大的数据存储与运算处理能力，能实现数据共享和网络协同工作，实现一个区、市甚至全省和全国的医院感染数据上报和集中管理。软件安全性高，运行稳定、方便实用，具备良好的人机界面，目前已在200多家医院推广使用，得到使用单位的高度评价。

一、软件简介

1. 基本功能部分

包括医院感染病例监测、外科手术医院感染监测、ICU病人医院感染监测、高危新生儿医院感染监测、抗菌药物监测、环境卫生学监测、医院感染现患率调查、针刺伤录入及处理提示、职业暴露录入及处理提示、医院感染暴发预警十大功能模块。

2. 网络功能

支持多客户端同时录入数据，实现多台电脑联网，可轻松建立区域医院感染数据平台，实现一个区、市甚至全省和全国的医院感染数据上报和集中管理，可以实现远程办公、在线咨询服务、远程数据备份与恢复，可以从服务器下载最新的医院感染标准数据。

3. 院网接口模块

支持医院其他系统，例如 HIS 系统、CIS 系统、LIS 系统的数据接口和数据整合。

二、软件安装

蓝蜻蜓医院感染管理软件可以直接使用光盘安装，也可以从中国医院感染监测网下载安装。把光盘放入光驱，自动运行，在弹出的对话框中点击“下一步”之后将会弹出软件许可协议，请点击选择“我接受许可协议中的条款”，接着输入您的用户名和公司或单位名称。点击“下一步”之后选择“全部安装”，然后选择要安装的位置，并可成功安装。

三、系统操作流程（图6－2）

1. 系统参数设置

从图6－2中可以看到：系统参数设置包括单位信息设置、序号设置、报表参数设置、数据上传设置、接口设置和预警设置。

2. 模板设置

（1）病原体药敏模板（图6－3、6－4）

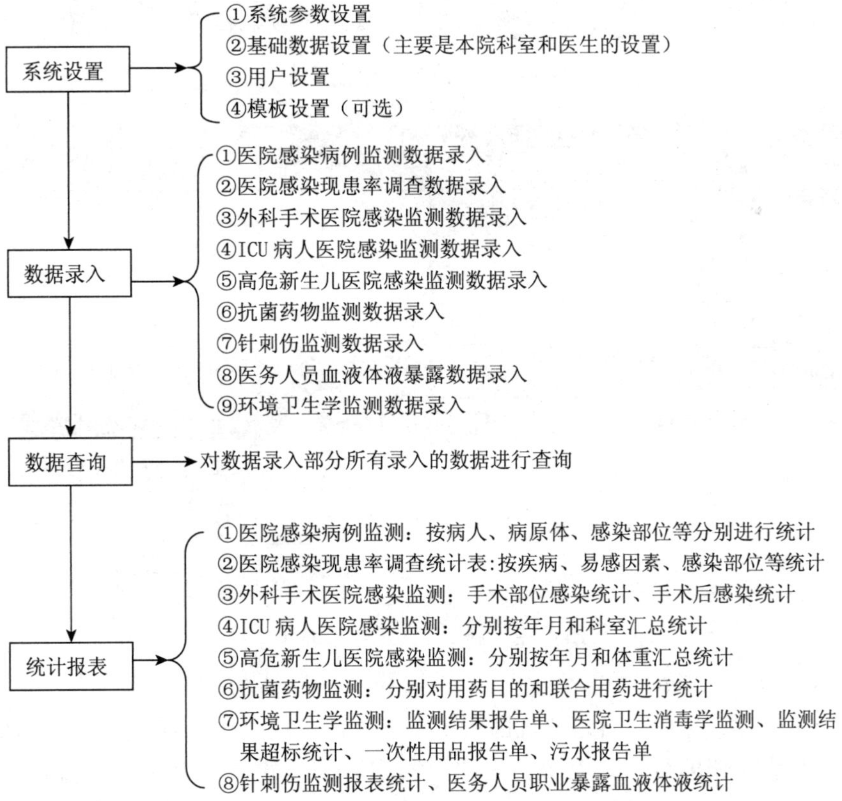

图6－2　医院感染管理系统操作流程图

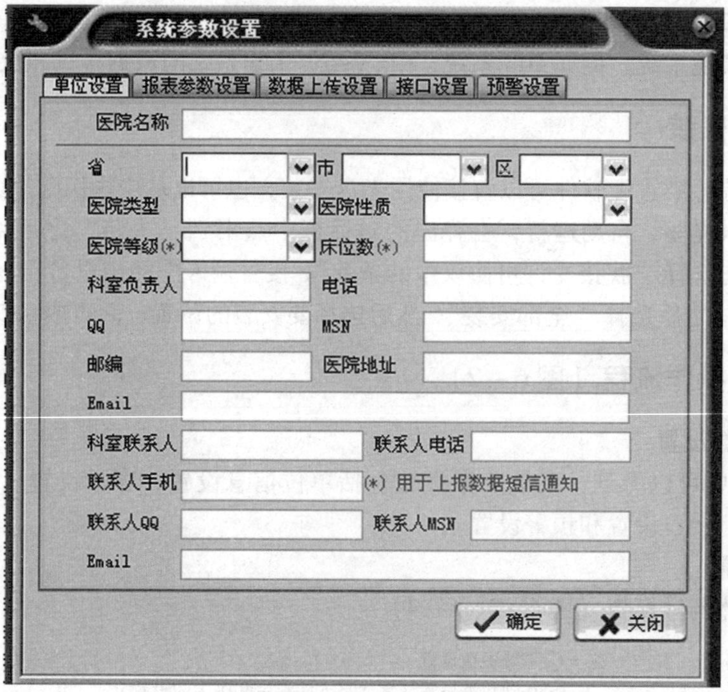

图 6－3　系统参数设置界面

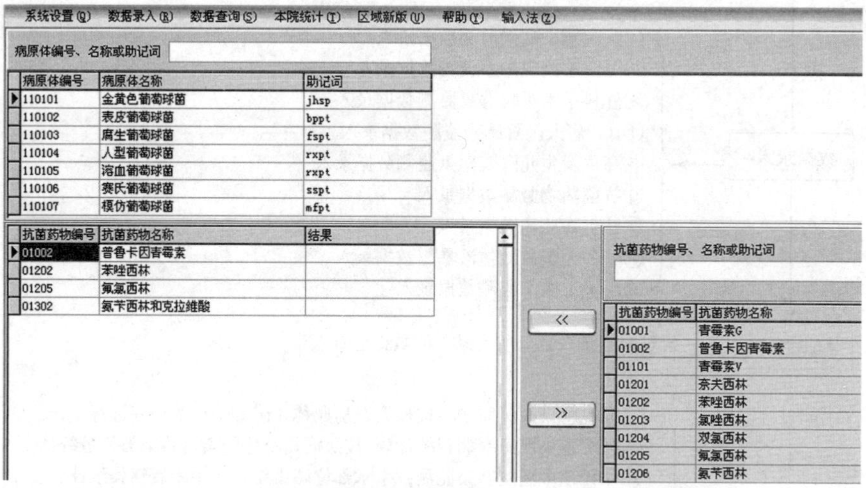

图 6－4　病原体药敏模板界面

单击“系统设置”下的“模板设置”，再选择“病原体药敏模板设置”，如图 6－4 所示，选择一个病原体，然后在右边的抗菌药物中选择针对这个病原体的常用试验药物，再点击中间的向左键头按钮即可。如上图中为“大肠埃希菌”设置了常用药物模板，在病例监测数据录入中，输入了“大肠埃希菌”之后就可以按一个“＋”调出模板中设置的十几种抗菌药物，可以大大提高数据录入的速度。

（2）环境卫生模板设置

主要是将环境卫生学的监测结果中录入数据生成摸板，从而在数据录入时直接调用模板，提高工作效率。模板设置界面如图 6－5 所示。

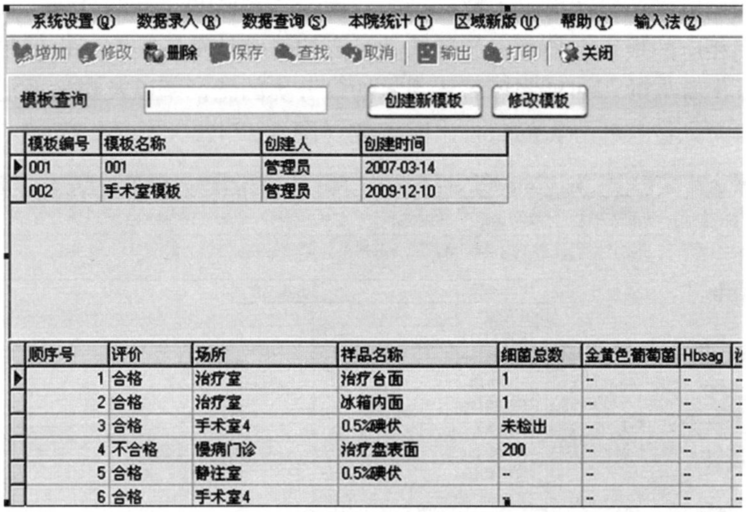

图 6－5　环境卫生模板设置界面

3. 数据录入

数据录入是为监测结果的得出、报表的形成，以及各监测结果的查询提供依据。在本软件中所有的录入操作方法都一样，只需要掌握了常规的录入方法即可以很好地完成工作。比如，医院感染病例数据包括病人基本资料、感染诊断、易感因素、细菌培养等相关数据，如图 6－6：

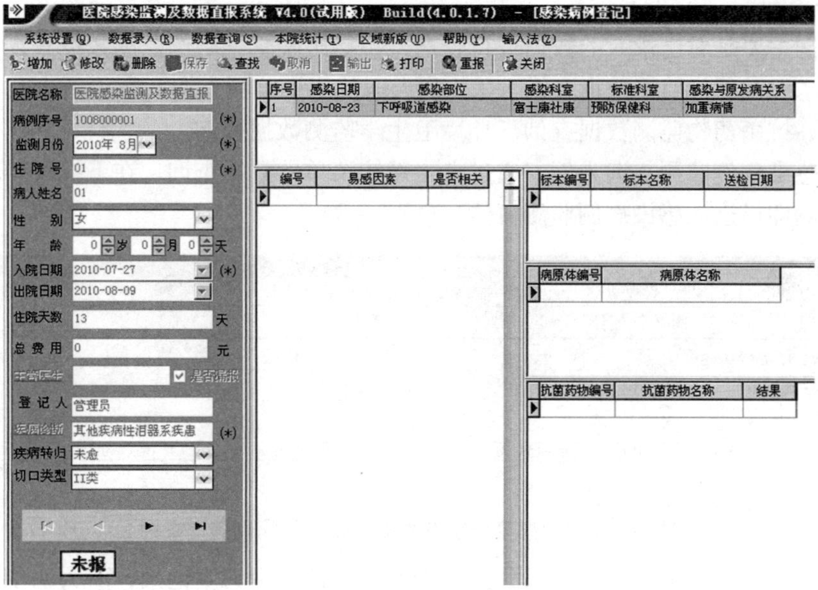

图 6－6　数据录入界面

注意以上数据录入的时候要先录入病例主记录信息，再录感染明细信息，然后再录易感因素、送检标本、病原体信息和抗菌药物信息。

医院感染病例监测还包括出院人数的录入，因为这是监测统计的分母，如果不录入出院人数，则得不到相应的报表。最基本的需求就是要按科室计算感染率，也就是说至少要录入每个科室的每月出院人数。如果您还需要手术切口分类的感染率以及疾病系统分类的感染率的话，就必须再录入按这些分类的每月出院人数（图 6－7）。

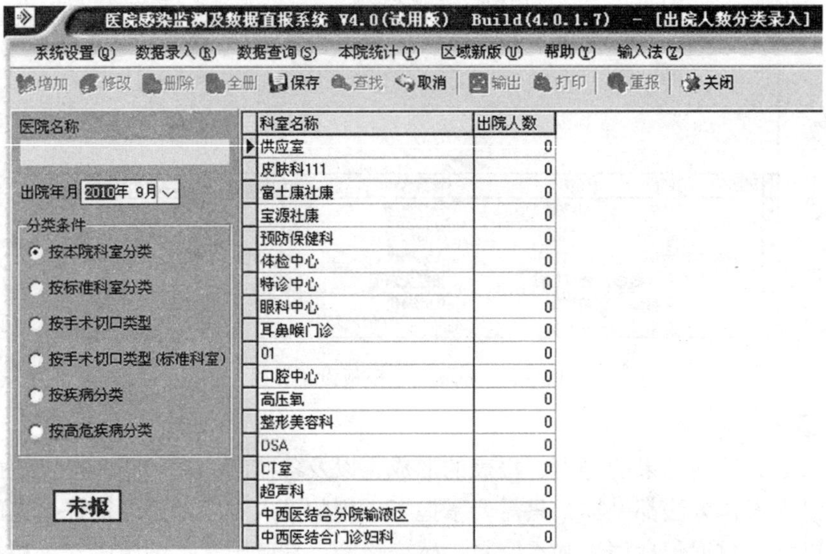

图 6－7　医院感染监察及数据直报系统出院人数分类录入

4. 数据查询

数据查询主要是对已录入的数据进行查询，包括医院感染病例监测数据查询、现患率查询、外科手术医院感染监测数据查询、ICU 病人医院感染监测查询、高危新生儿医院感染监测数据查询、抗菌药物监测数据查询、环境卫生学监测数据查询。

以医院感染病例监测查询为例，通过点击系统菜单的数据查询，在下拉菜单中选择医院感染病例监测即可进入感染病例监测窗体。（图 6－8）

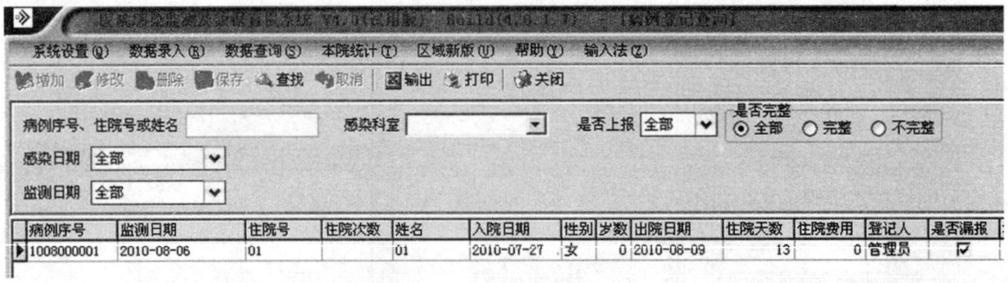

图 6－8　医院感染监察及数据直报系统病例登记查询

可以看到窗口分为上中下几个部分，上为查询条件，中为主记录，下为明细记录。上部分病例序号为查询条件部分，在查询条件中可有四种查询方式，第一种是通过输入病例序号、住院号或病人姓名；第二种是通过输入感染科室进行查询；第三种是通过输入感染日期进行查询；第四种是通过输入监测日期进行查询。也可以以上几种方式组合起来查询。

5. 统计报表

统计报表是利用医院感染学的科学算法对系统中数据录入部分录入的各种医院感染监测数据进行综合分析统计以便实施有效的医院感染监控。

本系统提供很强大的报表统计分析功能，能够充分利用用户录入的数据进行多角度多层次的组合分析，设好条件之后点击查找即可。各部分都可以通过点击输出将查询出的数据输出到 EXCEL 表中以供用户处理，并可以通过点击打印按钮来打印当前报表。

四、数据网络直报

注册了网络版的用户可以通过“院感网络”下的“数据上报”功能将本地的数据直接上报到全国院感基地去。原则上，每个用户每个月必须上报一次，上报的时候，选择需要上报的业务数据后，再点“上报”按钮就可以了。

第七章 重点科室医院感染管理与专科医院感染控制技术

医院感染预防和管理有关规章制度涉及的范围很广，尤其包括消毒供应中心、静脉药物配制中心、手术室、重症监护、门诊和急诊科、烧伤病房、血液净化中心、产房、母婴室、新生儿室等重点部门、科室的各项管理制度。必须通过重点管理，进一步促进整体预防措施的实施，确保病人及医务人员的健康和安全。

第一节　重点科室医院感染管理

一、消毒供应中心

消毒供应中心是医院内具有清洗、消毒、灭菌功能的重要科室，承担着为临床科室以及教研工作等提供无菌物品的供应。其管理直接影响到临床医疗护理质量的成效，是控制医院感染发生的重要环节。

1. 布局及环境要求

合理的布局、流程设计是避免交叉感染的前提，消毒供应中心依据新的管理规范其工作区划分为去污区、器械检查包装区、灭菌物品储存区。为保障其在整个感染控制链中的源头核心职能作用，要求消毒供应中心设计必须满足以下要求：①三区划分明确，并有物理隔断；②物品处理流程设计流畅、方便、人性化；③物流路径由污到洁、污染递减，不得交叉逆行；④人流方向由洁到污，逆行需经缓冲间更衣、洗手；⑤气流由洁到污，压力控制；⑥物品处理功能完善。尽力做到消毒供应中心布局流程最合理化设计。各区域必须专人负责，严格管理，做到“四分开”：工作区与生活区分开，人流与物流分开，消毒物品与未消毒物品分开，无菌物品与污染物品分开。

2. 操作技术管理

主要是工作流程的管理。消毒供应中心的工作流程包括无菌物品生产供应流程和一次性医疗用品供应流程。无菌物品生产供应流程包括：污染物品的回收、分类、清洗消毒、配置包装、灭菌处理、无菌存放、发放。一次性无菌物品供应流程包括：物品采购、审核验收、储存、发放。

（1）回收

为防止污染扩散，采用封闭式回收方式，使用封闭式专车、专线行走，若有特殊感染疾病污染的器械，须用双层医用垃圾袋严密封装，并标明感染疾病类型及科室。回收车使用后应清洗或消毒，待干燥后存放于固定位置。

（2）物品清洁、消毒、灭菌及质量监测的管理（详见第三章及第六章）

（3）灭菌物品存储及发放的管理

无菌物品存储及发放区由专人管理，存放区应清洁干燥，无菌物品存放于洁净的柜内，灭菌物品应分类放置，位置固定，标识清楚，并按有效期顺序排列，严禁过期物品发放，在发放时应做追溯记录，内容为发放日期、科室、物品名称、规格数量、发放者、接收者等内容，发放物品的运送车应为密闭式，运送车应每日清洁消毒后专区存放，从无菌物品存放区发出的物品不能再退回存放区，过期灭菌物品须从存放区取出，重新清洗包装后灭菌。

（4）一次性使用无菌物品、卫生用品的管理（详见第四章第三、四节）

3. 人员管理

根据医院规模和消毒供应物品工作量设置护士长、护士、技术工人、消毒员等。消毒供应中心（室）的从业人员必须经过岗前专业培训，各级工作人员必须符合岗位任职资质。管理人员和护理专职人员必须具备大专和中专以上的学历，灭菌员必须持有《中华人民共和国锅炉容器压力管道特种设备操作人员资格证》才能上岗。岗位数量配置的原则要保证工作质量，满足临床实际工作需要。患有传染病、精神疾患的人员不能从事消毒供应中心的工作。

二、静脉药物配制中心

静脉药物配置中心（PIVA）是在符合药品 GMP 标准、依据药物特性设计的操作环境下，由受过培训的药护人员，严格按照操作程序，进行包括全静脉营养液、细胞毒性药物和抗生素等静脉用药物的配置。

1. 布局及环境要求

（1）基本功能区的划分及功能（表 7－1）

表 7－1　基本功能区的划分及功能

功能区	功　能
排药准备间	摆放拆开外包装的输液、注射用药品等，不允许带有纸盒的药品进入；准备次日需要配置的药品
审方打印间	审阅输液处方、确保药物的相容性、稳定性及合理性，打印输液标签
核对、包装间	核对已配好的药品，确认药品种类、剂量无误，药剂无沉淀、异物、变色等，输液容器无渗漏
一次更衣间	洗手、换鞋、一次更衣
二次更衣间	换洁净服、戴口罩、手套等
药物配置间	摆放层流工作台，药物配置。可根据需要分为细胞毒药物、抗生素类药物配置间和静脉营养药物及其他药物配置间
二级药库	储存药品

在空间充足的情况下，应尽可能考虑配备其他区域。如办公室、洁具间、休息室、会议室等。

（2）严格净化装置的管理

PIVA 要确保药物配置不被污染，重要的是净化程序管理与维护。净化空调系统装置由工程专职人员负责管理，定期对净化系统设施进行定期保养和故障检修，确保空气洁净。不同级别的洁净室应维护 >5Pa 的正压（如普通药物配置间与排药准备间），任何原因影响到洁净区的正压差或压力梯度混乱，应立即调节压力梯度。每日检测、记录洁净室内外空气的压力差；每月进行微生物测试；每 6 个月进行空气微粒测试；每年进行高效过滤器的空气流速测试和微粒计数器扫描高效过滤器表面和边框过滤器的完整性测试。要保持正常换气，除机械设定外，初效过滤器应每月清洗，中效过滤器应每半年清洗更换，高效过滤器每 2 年更换，对室内回风口层流网每周进行彻底清洁。同时注意合理摆放室内物品，避免物品摆放阻挡回风口，造成空气循环流通不畅。每日清晨上班前 30min 启动净化系统，对洁净区空气进行净化，保持洁净区相对密闭状态，使洁净区内的气压始终处于正压状态，以免造成气流紊乱或室外污染空气流入，影响空气的洁净度。

（3）洁净区清洁、消毒、灭菌管理

洁净区是 PIVA 的药物配置场地，室内消毒灭菌是安全配置药物的保障。严格执行洁净区的日、周和月清洁制度，保持操作间清洁无灰尘。日和周场地设备擦拭消毒均用 75% 乙醇溶液，每日擦洗超净工作台，包括风机、开关、工作顶区，从上到下台面的两侧，最后清洁工作台面；擦拭消毒洁净间内所有的设备和物品，如不锈钢设备、对讲机、桌椅、门、传递窗的顶部、两门把手和台面等。各房间的拖把、抹布每天清洗消毒，固定使用；配药前后用消毒液湿拖地板及擦洗各物体表面；地面和更衣柜用 0.1% 含氯消毒液擦拭。每周要检查所有的设备，不锈钢表面是否有锈迹，并注意擦净，每周总清洁擦拭消毒后添加一次性医用耗材。每月清洗各仪器设备，并用 0.1% 含氯消毒液擦拭墙面、天花板和玻璃等，再用清水洗去消毒液；静脉药物配置中心使用的消毒剂品种应每半年更换 1 次，防止产生耐药菌株。洁净区的清洁用具和控制区用具严格分开使用。

（4）物流管理

物流管理是不可忽略的感染控制环节，药品必须拆除包装并消毒表面才能传递到排药间，各区用物应严格区分，固定使用，不可相互传递混用。在排药间内将所需配置的药物放进用 75% 酒精消毒后的容器中，从控制区侧放入传递窗内，经紫外线消毒 30 min 后由洁净区内的操作人员取出；操作人员完成药物配置后，将药物放入容器，从洁净区侧放入传递窗内，由控制区侧的操作人员取出。避免同时开放窗口，室内物品存放数量尽量控制在最小范围。配置好的药液瓶口做无菌封装处理后，通过专用通道密闭送至各病区。

2. 操作技术管理

（1）无菌操作的管理

进入操作间，须带好帽子、口罩等，严格执行洗手制度；对所有无菌物品严格查对后才能使用；配置不同药液的注射器不得混用（即专药专用注射器）；工作人员要严格遵守无菌操作原则，各操作环节绝对无菌；配置时经常用酒精消毒并保持手套湿润，以减少微粒的产生，同时按要求做好环境的清洁。在配置过程当中，每完成1例病人的加药配置后，应用75%的酒精消毒台面。

(2) 超净层流台操作规程的管理

为了保证空气流向一致并保持一定流速，防止空气紊流或反流而影响洁净度，超净层流工作台中摆放的物体必须控制在最少数量，各类物品必须严格遵循有序、标准、统一原则放置在生物安全柜或水平层流台内。排放物品之间要有一定距离，水平层流台内大件物体相距至少15cm，小件物体相距至少5cm，距离工作台面边缘不少于15cm。另外，要正确了解洁净气流的走向。如果气流的上游发生污染，则下游也会受污染。因此，无菌物品的上游不可有物体通过。生物安全柜散流孔不允许有任何物体阻挡，操作时不得阻碍气流，配置危险药物时应拉下防护玻璃，前窗玻璃不可高于安全警戒线，以确保负压。

层流台分三区使用，内区：最靠近高效过滤器的区域，放置已打开的安瓿及一些重要的无菌物品，需保证最洁净的空气从这里流过，即这里与高效过滤器之间应无任何物体阻碍，也就是“开放窗口”；工作区：工作台的中央部分，所有的配置都要在工作区内完成；外区：从台边向内10～15cm的区域，用来放置有包装的注射器和其他带外包装的物品。配置过程中不能把手腕或肘部放在台面上或者把手放在所配置药物的空气流向的上游，同时应避免任何液体物质溅入高效过滤器，高效过滤器一旦被弄湿，很容易破损及滋生霉菌。

3. 人员管理

(1) 人流管理

空气中微粒与室内人流、物流活动程度密切相关且成正比。控制室内人员进出和活动是PIVA感染管理的重要环节。凡进入静脉配置中心的人员应按规定更衣、换专用鞋，只有经过批准或经过专门培训的人员才能进入洁净区。进入洁净区的人员必须按人员消毒、更衣要求清洗并消毒双手，戴上一次性无菌帽、口罩和鞋套，穿上无尘无菌防静电连体衣服，戴无菌无粉乳胶手套，经缓冲区后才能进入洁净区，并应严格按照无菌技术操作规程配药。工作人员进入配置间后要尽量一次完成配置工作，避免不必要的走动和频繁进出，以保证洁净室内相对密封状态，维持正压。

(2) 配置人员

PIVA工作量大、责任重大。所有工作人员必须进行专门严格的岗前培训，采取准入制度。确保其明确工作的意义与责任，掌握岗位技术操作技能。配置人员应当有健康档案，定期体检。传染病、皮肤病患者和体表有伤口者不得从事药物配置工作。PIVA由药剂人员、护理人员、工勤人员构成（表7－2）。

表7－2　静脉药物配置中心工作人员要求

工作人员	要　求	工作内容
药剂人员	熟悉了解注射药物的药理作用、配伍禁忌、相容性、稳定性和用法用量等	医嘱接受、审方、定批次、排药、校对药品管理等
护理人员	熟悉了解注射药物的基本药理作用，熟练的技术和较强的无菌观念	药物配置、工作间及用具的清洁消毒等

续表

工作人员	要 求	工作内容
工勤人员	熟悉 PIVA 布局和医院科室分布情况，并有强烈的责任感	环境清洁、药物拆包、上架、包装、运送等非技术工作

三、手术室

手术室是外科系统进行手术治疗与护理的专业场所，是各种高危操作相对集中的区域。外科手术部位感染（surgical site infection，SSI）是外科常见的严重并发症之一，也是影响手术成败的关键之一。因此，必须对手术室采用合理的建筑布局和功能划分，加强空气净化，对各项操作进行规范化、制度化、流程化管理，以减少手术部位感染的发生。

1. 布局及环境要求

（1）建立合理手术室布局

手术室应设在安静、清洁，便于和相关科室联络的位置。遵循的原则为宜靠近手术科室、血库、影像诊断科、病理诊断科等；宜远锅炉房、污水污物处理站等。手术室朝向应避开风口，以减少室内尘埃和空气污染，同时应避免阳光直接照射对手术灯光的影响。根据手术科室的床位数，按 20～25：1 的比例确定手术间数量。手术室的设计应符合无菌技术要求，周围环境要清洁、安静、无污染；手术室的布局应符合功能流层及清洁与污染的分区要求，设立非限制区、半限制区和限制区，区与区之间要有醒目的标志；手术室内设有空气调温调湿系统，可随时调整各手术间的温湿度。手术室应设三条出入路线，一为工作人员出入路线，二为病人出入路线，三为器械敷料等循环供应路线，并设专用电梯，尽量做到隔离，避免交叉感染。

洁净手术部的建筑布局、基本配备、净化标准和用房分级等应当符合《医院洁净手术部建筑技术规范 GB50333—2002》的标准，辅助用房应当按规定分洁净和非洁净辅助用房，并设置在洁净和非洁净手术部的不同区域内。

（2）加强手术室空气消毒

手术室术后及每日必须进行清洁卫生消毒，每日常规紫外线照射 1 次，每次 60min，连台手术之间照射 0.5～1h；手术室内物品应摆放整齐，保持清洁无灰尘、无血迹，避免不必要的移动；严禁在手术间制作敷料或整理包布；每周清洁空调过滤板 1 次。各手术间的拖把、抹布应固定两套使用，用后以消毒液清洗，减少拖把、抹布的污染。手术室采用垂直或水平层流净化手术间空气，每月做空气培养 1 次，使其菌落数控制在≤200CFU/m^3。

（3）防止外来污染

接送手术患者的平车、被褥是手术室的重要污染源，尤其车轮更是细菌传播的载体。患者进入手术室必须使用手术交换车，以保持手术间的洁净度，防止污染源的传播。手术交换车所用物品，用后应及时更换，每日手术前用清洁巾进行湿式擦拭。手术结束后车上所有物品进行更换，并用 0.2% 过氧乙酸或 500mg/ml 有效氯消毒液进行擦拭。

（4）手术室卫生清扫的要求

手术间地面及所用的各种物品，应经常保持清洁整齐，每日手术前用清洁巾进行湿式擦拭手术间窗台、地面、无影灯、敷料桌、托盘、输液架、手术床及走廊地面等，每月清洁卫生后做空气培养监测。手术室净化空调系统的清扫应在运行中进行，清扫工作结束后净化空调系统要继续进行，一般不短于该洁净室自净时间。

2. 手术室物品管理

（1）手术器械

手术器械的清洗是控制医院感染的关键。凡进入体腔的所有手术器械、医疗用品每次使用前必须灭菌。其方法首选压力蒸汽灭菌，灭菌前必须彻底清洗以降低有机物或生物负荷，提高灭菌效果。对于不能耐温、耐湿的物品首选环氧乙烷。环氧乙烷是最有效的低湿灭菌的方法，用于橡胶类、塑料类、显微器械、腹腔镜、膀胱镜、纤维肠镜等高危险度手术用品。

（2）一次性医疗用品

①加强一次性物品使用前的检查：使用前查看一次性灭菌物品，核对产品名称、型号规格、制造厂商、产品商标、有效期、生产批号等。

②严格落实一次性物品的回收制度：为防止一次性医疗用品重复使用及流入社会，有效预防和控制医疗废物对人体健康和环境产生危害，依据《医疗废物管理条例》制定了严格的一次性物品的回收管理制度及措施。加强用后处理是防止回收重复使用的关键，用后毁形处理是行之有效的措施。

（3）手术间物品

进入手术间的物品，必须拆除外包装，擦拭洁净方可进入。

3. 操作技术管理

（1）术前访视，充分准备

手术室护士在手术前一天到病房做术前访视。访视中特别注意患者有无传染性疾病，如HBV、HIV、梅毒等。检查手术部位有无感染性病灶。

（2）手术人员手的消毒

洗手消毒是控制医院感染最重要措施之一，手术人员要严格执行有效的洗手制度，接触患者前后均要洗手或用消毒剂洗手，必要时戴一次性手套，定期监测，保证工作人员手指带菌数 $<5CFU/cm^2$。

（3）护士严格无菌操作

手术护士必须严格查对手术器械、敷料的消毒灭菌日期及有效期。严格刷手、穿手术衣、戴手套，术中严格无菌操作。巡回护士监督无菌操作，严格限制手术室人员数量，监督无菌操作，发现污染，应立即更换。

（4）隔离手术严格终末消毒

患者手术通知单上应注明感染情况，严格隔离术后器械及物品消毒，标本应盛放在单独的容器中，手术间严格终末消毒。

4. 人员管理

（1）制定手术室的各项规章制度、工作流程、操作规范及人员的岗位职责。进入手术室必须遵守手术室的着装要求和行为规范，并严格执行各项无菌操作，防止术后感染发生。

（2）手术室管理人员、所有工作人员和实施手术的医师必须具备手术部医院感染预防与控制及环境卫生管理学等方面的知识，接受相关培训，严格执行有关制度和规范。

（3）严格控制进入手术区人员，限制参观人数，除参加手术的医护麻醉人员及有关人员外，其他人员一概不准入内，凡进入手术室人员，应按规定更换手术室所备衣、裤、口罩、鞋、帽。患呼吸道感染，面部、颈部、手部感染者不可进入手术室。手术过程中关闭手术间前后门，尽量减少人员走动。手术医生应认真做好术前准备，不得在术前参加换药。

四、重症监护病房

重症监护病房（ICU）是重危症病人集中治疗的场所。因收治的患者病情危重、免疫功能低下及侵入性的操作多等原因使医院获得性感染的发生率明显增多。因此要加强 ICU 感染的预防、控制和管理是保障病人安全、提高医疗护理质量的一项十分重要的措施。

1. 布局及环境要求

ICU 位置以便捷收治病人为主要原则，最好设置在靠近电梯通道的地方。ICU 必须安装空气净化装置或机械通风设施，每小时空气交换 8～20 次。设置独立隔离单元或小病室，用于收治特殊病人，如特殊感染病人、需保护性隔离等病人。设置足够的非手触摸式洗手装置和一次性擦手设备。

护士站一般采取面对病人的扇形布局，以便及时观察和巡视病人。每张床使用面积要满足抢救时所需空间，不少于 $12m^2$，床间距 1～2m。

2. 操作技术管理

（1）严格消毒灭菌及监测

凡患者使用过的器械均需进行消毒灭菌处理，能耐高压的尽量采用高压灭菌法，如吸痰瓶、治疗盘、病员服；氧气湿化瓶、吸引器瓶塞浸泡消毒 24h；各种抢救或监护器械在更换使用者时应使用消毒剂进行表面擦拭消毒，对一些导连线、连接管路、呼吸机湿化罐可进行熏蒸消毒 6h；床单元进行臭氧终末消毒处理。消毒灭菌效果的监测一般采用院感科抽测和科室自测的方法，科室管理者随时抽查，发现问题及时采取补救措施。每月对 ICU 室内空气、物体表面，医务人员手指，消毒后体温表、湿化瓶，使用中消毒剂等，进行微生物采样检测，要求达到医院感染管理卫生标准，严格控制细菌菌落数，空气 $<200CFU/m^3$，手或物体表面 $\leqslant 5CFU/m^3$，执行卫生部制定的《医院感染规范》要求，有效的控制和降低 ICU 的医院感染发生率。

（2）严格洗手制度

要求医务人员增强自我保护意识，养成卫生洗手的习惯，正确执行规范化洗手；医院院感科要定期对 ICU 工作人员规范培训手卫生知识，洗手指征、手消毒指征、正确的洗手方法，使科室每位工作人员正确掌握规范的洗手方法。每张床旁都备有快速手消毒剂，便于医务人员为患者进行检查、治疗、护理前后使用。随时对医务人员手进行微生物抽查，及时掌握动态情况。

（3）严格执行无菌操作

严格执行无菌操作，掌握有创检测指征，在执行穿刺、吸痰、导尿及深静脉置管以及伤口换药等操作时，严格无菌操作，戴无菌手套。使用一次性吸痰管，保持各引流管密闭通畅，固定良好，防止引流液逆流。留置血管内导管患者置管部位的敷料应选用半透明膜，更换时应按置管前皮肤消毒后的范围覆盖，如用无菌纱布覆盖置管局部，固定好边缘，保持导管插入部位局部干燥，如敷料被分泌物污染、潮湿或完整性受到破坏时应立即更换。对气管切开、气管插管的患者吸痰时要保持吸痰管插入气道前的无菌状态。护理感染患者时，应穿专用隔离服。病室内应采用湿式清扫，防止尘土飞扬，以免造成细菌重新回复到空气与物体表面中去。物体表面、地面每日用500mg/1000ml的健之素消毒液擦拭4次。经常开窗通风保持室内空气新鲜，同时配备紫外线循环风空气消毒机对室内空气进行不间断净化和消毒，定期进行室内大清扫，以免空气中的微生物造成医院感染。

（4）加强一次性医疗用品和医疗废物处理的管理

加强一次性医疗用品和医疗废物处理的管理，提高医务人员对一次性医疗用品质量管理控制意识，自觉执行有关一次性医疗用品管理的规定及操作规程，合理使用和使用后及时处理。一次性使用的无菌物品禁止重复使用，严防一次性医疗用品通过非正当途径流入社会，造成环境污染和社会公害。根据国务院颁发的《医疗废物管理条例》，对ICU的医疗废物进行规范化分类收集处理，利器装在专用利器盒，医用污染垃圾装在防渗漏黄色塑料袋，生活垃圾装在黑色塑料袋，各种标示清楚，每日2次有专人定时送指定地点处理焚烧。

（5）合理使用抗菌药物

（详见第八章）

3. 人员管理

（1）工作人员上岗前应接受体格检查，尤其是结核和病毒性肝炎的检查。在岗人员应定期进行体检，并应接受预防接种。

（2）加强参观、探视人员的管理，集中探视时间，控制探视人数，尽量避免室内过多人员流动，以免污染病室内空气或带入病原体。进入病区必须穿隔离衣，换专用鞋，戴帽子、口罩，隔离衣应每周清洗高压消毒2次。

（3）对于ICU来说，保洁员对控制院内感染起着重要作用。应加强对保洁员医院感染、消毒隔离基础知识的培训，重点加强消毒剂的使用范围、使用方法、规范洗手的培训，管理者日常检查与定期检查相结合，注意环节质量控制，有效地防止交叉感染。

五、门诊和急诊科

医院门诊和急诊是病原体集中的场所。各种人群来回穿梭，混杂在一起，很容易造成病人与病人、病人与健康人员之间的交叉感染。门诊、急诊如何安排好各类人员流动，缩短在医院停留的时间，对减少医院感染十分重要。

（一）普通门诊

1. 布局及环境要求

门诊大厅预检、挂号、收费、查询等窗口的位置分布应该合理、明显，以便于及时、准确、快速地分诊病人。门诊量较大的科室应设置在低的楼层，对有特殊要求的儿科、产科、体检中心等科室应当独立设置。

坚持每日的卫生清洁和月大扫除制度，诊疗前10min开窗通风，保持诊室、换药室、治疗室的清洁整齐。每日擦拭诊查床，更换床单、枕套。治疗室、换药室每日用空气消毒机消毒，每月对空气、物表及医务人员的手进行培养一次并有记录。

2. 物品管理

（1）非一次性物品的消毒

非一次性胃管、吸痰管、导尿管、肛管用后分别放在含氯消毒液内浸泡，再刷洗、晾干，送供应室灭菌后备用。雾化吸入器专人使用后，必须经消毒（螺旋管、面罩、雾化罐各关节拆开，用消毒液浸泡后再用清水冲洗干净、晾干备用）方能用于他人。持续吸氧者必须每日更换湿化瓶及无菌水，湿化瓶用含氯消毒液浸泡，然后再用清水冲洗、晾干、备用；吸氧管要专用，24h进行更换，一次性的用后进行焚烧，重复使用的用毕重新消毒。电动吸引器、胃肠减压器、洗胃机容器里的内容物满后随时倒。用毕先用消毒液浸泡消毒，再清洗干净备用。密闭引流瓶用后浸泡在消毒液内消毒，再刷洗干净、用清洁包布包裹，送供应室灭菌。换药盘（碗）、镊子用后浸泡在消毒液内消毒，再刷洗干净、擦干，然后送供应室高压灭菌。

（2）一次性物品的处理

一次性注射器、针头、输液器、输液袋、弯盘、吸氧管、胃管、导尿管、气管插管、引流管、内窥器等，用后分类收集，统一回收焚烧处理。

（3）无菌物品使用

（详见第三章）

3. 人员要求

（1）工作人员上岗衣、帽、鞋整齐，给患者检查及操作前后应洗手或用消毒液擦拭。

（2）普通患者和特殊感染患者分室就诊，医护人员接触传染病患者后应更换诊查床单，物体表面用含有效氯500～1000mg/L的消毒剂溶液消毒，医护人员的手可用快速手消毒剂或75%酒精擦拭1～3min，流动水冲洗。

（3）无菌操作应戴口罩，严格执行无菌操作技术和规程，做到一人一针一巾一带。

（二）专科门诊

1. 发热门诊

（1）设置在医疗机构内独立区域，有单独的出入口。有明显的标识，防止人员误入。工作人员通道和病人通道完全分开。分设候诊区、诊室、治疗室，并设置独立的影像科、检验科、药房、收费区及卫生间。分设清洁区、半污染区、污染区，各区无交叉。各区通风良好，安装纱窗、纱门，禁用中央空调，有独立的消毒设备。

（2）严格流程，组织好人流、物流及洁污路线分开，不交叉、不逆行。污物由污染通道收集密封后送至污物间集中，再转运焚烧。

（3）每日用消毒液擦拭桌子、凳子等。体温计用75%酒精浸泡消毒，指甲刀用75%酒精擦拭。加强手消毒、定期消毒环境。

(4) 患者入院前检查衣服、头发是否清洁，条件许可可用按比例配制的酒精进行沐浴、更衣。

(5) 医务人员上岗前必须经过严格的专业培训。配备一定临床经验的高年资内科医生，并经过传染性非典型性肺炎知识培训。严格首诊负责制，不得拒收、拒诊发热病人。就诊的患者均要登记。疑似传染病时，应按照有关规定登记、报告和处理，不得擅自允许其出院或转院。

2. 妇产科

(1) 患者用后的检查床垫和漏斗等每日用消毒液擦拭 1 次，检查患者均用一次性纸垫、手套，内窥器一人一用一灭菌。

(2) 检查阴道出血患者的医生需戴无菌手套，外阴用 1% 的苯扎溴铵棉球消毒后方可内诊。

(3) 显微镜玻片用毕及时浸泡在消毒液内，定期测试消毒液的浓度。

(4) 内窥器用后浸泡在消毒液内消毒后清水冲净擦干，然后送供应室高压灭菌。

3. 中医科

针灸针做到一人一穴一针，一次性使用的用后统一回收进行焚烧。重复使用的先进行高压灭菌后再进行清洁，然后再送供应室进行高压灭菌。

4. 眼科

有流行性结膜炎时设专病诊室，医护人员操作前后必须用消毒液消毒双手。眼压计用后必须消毒，方能用于他人。

5. 口腔诊疗室

(1) 对口腔诊疗器械进行清洗、消毒或者灭菌的工作人员，在操作时应当做好个人防护。

(2) 医务人员进行口腔诊疗操作时，应当戴口罩、帽子，可能出现病人血液、体液喷溅时，应当戴好护目镜。每次操作前后应当严格洗手或手消毒。戴手套操作时，每治疗一个病人应当更换一副手套并洗手或手消毒。

(3) 进入病人口腔的所有器械，必须“一人一用一消毒或灭菌”。具体消毒工作程序及灭菌要求参照卫生部《医疗机构口腔诊疗器械消毒技术操作规范》。

6. 肠道门诊

(1) 肠道门诊工作人员、病人和医疗废弃物均要有单独的出入口。应尽量配备独立的挂号室、收费室、厕所、化验室及药房。

(2) 对医务人员的要求同感染科。

(3) 使用过的物品先消毒后清洗。

(4) 所有就诊病人应立即做粪便常规和血常规。夏季须排查霍乱检验，以便尽早隔离治疗。

(三) 急诊科

1. 加强急诊科环境监测

制定切实有效的急诊科消毒管理方案，进行集中消毒、专人督查管理，对空气、物体表面、医务人员的手定期进行细菌监测，医疗用品进行热源细菌监测。

2. 预防急危重患者带来交叉感染的危险

对于老年、免疫力低下、严重创伤及严重感染的患者，给予适当保护性隔离。已感染的患者相对隔离，减少交叉感染的机会。对急危重患者在完成抢救治疗的同时，加大基础护理管理力度，对患者携带各种病原微生物的血液、体液、分泌物、排泄物等进行规范化处理。物品消毒及污物处理：除可以高压灭菌消毒的器械外，其他物品（如呼吸机管道、面罩、氧气湿化瓶、体温计等）用2%戊二醛浸泡消毒。进一步规范消毒隔离、传染病管理和防护措施等，用规章制度指导工作，约束不安全行为，杜绝医院感染危险因素。

3. 提高医护人员控制感染意识

加强职业道德教育，提高控制感染意识。组织学习医院感染知识，根据医院感染管理规范要求，严格执行各项规章制度，做到诊疗全程感染的控制。加强手卫生，严格遵守无菌技术操作原则。

六、烧伤病房

烧伤病人因其创面暴露、皮肤屏障破坏，导致机体抵抗力下降，而极易引发感染。烧伤感染是烧伤治疗的关键，是导致烧伤病人死亡的原因之一。因此，做好医院感染的预防，对降低死亡率、提高治愈率具有非常重要的意义。

1. 布局及环境要求

（1）病室管理

病室应当便于通风、清洁和消毒。为减轻病室污染，烧伤病人必须在处置室清创后方可进入病室。根据烧伤面积和深浅度分别安置病人，大面积严重烧伤病人尽量单间安置，病室交替使用，不连续安置病人。病室空气每6h用多功能动态杀菌机消毒1次；物体表面每日用1000mg/L含氯消毒液擦拭2次；1件1巾，地面门窗每日用1000mg/L含氯消毒液拖洗擦拭2次；床单位保持清洁，定期更换床单、被褥，遇有污染随时更换。大面积烧伤创面暴露治疗病人，所用床单、被罩均进行压力蒸汽灭菌，每日更换一次。病人出院后的病室地面、墙壁、门窗、床单位等物体表面用消毒液彻底擦拭后，密闭门窗用多功能动态杀菌机消毒2h。对感染病人房间终末消毒后需进行致病菌监测，合格后方可使用。

（2）空气

为感染创面换药和晨晚间护理时，污敷料、被服应入袋，尽快撤离病室；限制陪客、定时开窗通风，不在换药时开风扇。湿式扫床法可减少尘埃。病房按照Ⅱ类环境空气定期消毒。

2. 操作技术管理

（1）严格无菌操作，合理使用抗生素

烧伤病程中有明确的感染期，且贯穿于始终。大面积重度烧伤患者，机体免疫功能受损，抗病能力下降，皮肤天然屏障作用消失，容易继发感染。因此，要求医护人员在进行各项医疗护理操作时，均需严格无菌操作，加强创面处理；对小面积烧伤易于包扎的创面，早期宜采用包扎疗法、及时换药引流创面；休克后期尽快封闭创面、包扎手术削痂植皮，减少创面感染机会。合理使用抗菌药物，严格掌握预防用药、局部用药和联合用药的指征。疑有感染时及时进行分泌物培养和药敏试验，为选用有效抗菌药物提供依据。

（2）重视监测，加强监督

控制医院感染的过程也是医院管理者对医务人员诊疗行为的监督、检查、指导和具体实现。医院感染管理系统由监测、管理和控制三部分组成，监测是管理和控制的基础，在详细准确监测资料的基础上，才能正确决策，有效管理。烧伤病房医院感染实行院科两级监控，科室医院感染管理小组，每月对病房空气、物体表面、使用中的消毒液、医护人员的手进行细菌学监测。

3. 人员管理

（1）医护人员的管理

加强医护人员手的清洗与消毒，规定医护人员进入病室须衣帽整齐、戴口罩，接触病人前后洗手，换药时须戴灭菌手套，防止交叉感染。

（2）探视、陪护人员的管理

对创面需暴露治疗的大面积烧伤病人，不留陪护人员，限制探视人次，同时对患者及家属进行预防医院感染的知识教育，使患者及家属懂得发生医院感染的危害性，使其主动配合医疗护理工作，以减少感染机会。

（3）非医务人员的管理

加强非医务人员的教育和管理，包括保洁员、配餐员、外勤公务员、护工等。督促环境的清洁，不留死角，做好餐具消毒，保持病室墙面、台面、地面和物品表面的清洁。督促护工洗手和加强自身卫生工作。

七、血液净化中心

血液净化中心是维持性血液透析患者及急性肾衰、多脏器功能衰竭、急性药物或毒物中毒等疾病进行血液净化治疗的特殊场所。为保障血液透析患者的安全，减少院内感染的发生，血液净化中心必须有严格的管理规范。

1. 布局及环境要求

（1）结构布局

血液净化室（中心）应该合理布局，清洁区、污染区及其通道必须分开。必须具备的功能区包括：

清洁区：医护人员办公室和生活区、水处理间、配液间、清洁库房；

半清洁区：透析准备室（治疗室）；

污染区：透析治疗室、候诊室、污物处理室等。

有条件应设置专用手术室、更衣室、接诊室、独立卫生间等。

（2）环境要求

每日定时用紫外线灯空气消毒1次，每次照射30min，每月做空气细菌培养1次，每季度1次紫外线强度监测；并有记录。空气培养细菌应 $<500cfu/m^3$。为防止交叉感染，每次透析结束应更换床单，对透析单元内所有的物品表面（如透析机外部、小桌板等）及地面

进行擦洗消毒。物品表面细菌数 < 10cfu/cm^2。明显被污染的表面应使用含有至少 500mg/L 的含氯消毒剂（如 5% 的家庭漂白剂按 1∶100 稀释）消毒。

2. 操作技术管理

（1）治疗前准备

对于第一次开始透析的患者或由其他中心转入的患者必须在治疗前进行乙肝、丙肝、梅毒及艾滋病感染的相关检查。对于 HBV 抗原阳性患者应进一步行 HBV－DNA 及肝功能指标的检测；对于 HCV 抗体阳性的患者，应进一步行 HCV－RNA 及肝功能指标的检测。对长期透析的患者应该每 6 月检查乙肝、丙肝病毒标志物 1 次。保留原始记录并登记。建立患者档案，在排班表、病历及相关文件对乙肝和丙肝患者作明确标识。

（2）工作人员着装及个人保护装置穿戴

工作人员从专门的工作人员通道进入血液净化室（中心）。于更衣室更换干净整洁工作服。进入工作区，应先洗手，按工作要求穿戴个人防护设备，如手套、口罩工作服等。医务人员操作中应严格遵循手卫生的要求，穿戴个人防护装置。处理医疗污物或医疗废物时要戴手套，处理以后要洗手。复用透析器的工作人员应戴好手套、围裙、面罩、护目镜。

（3）工作人员手卫生

医务人员在操作中应严格遵守医务人员手卫生规范（见第三章第一节）。在透析操作中还应做到：①在接触患者前后应洗手或用快速手消毒剂擦手。②在接触患者或透析单元内可能被污染的物体表面时应戴手套，离开透析单元时，应脱下手套。③在进行以下操作前后应洗手或用快速手消毒剂擦手，操作时应戴口罩和手套：深静脉插管、静脉穿刺、注射药物、抽血、处理血标本、处理插管及通路部位、处理伤口、处理或清洗透析机时。④在接触不同患者、进入不同治疗单元、清洗不同机器时应洗手或用快速手消毒剂擦手并更换手套。

（4）治疗物品转运

护士按治疗需要在治疗室（透析准备间）准备治疗物品，并将所需物品放入治疗车，带入治疗单元的物品应为治疗必须且符合清洁或消毒要求。治疗车不能在传染病区和非传染病区交叉使用。不能将传染病区患者的物品带入非传染病区。不能用同一注射器向不同的患者注射肝素或对深静脉置管进行肝素封管。

（5）透析液配制

透析室用干粉配制浓缩液（A 液、B 液），应由经过培训的血透室护士或技术员实施，应做好配制记录，并有专人核查登记。对盛浓缩液的容器每天用反渗水冲洗；每周消毒 2 次。透析用水必须经过严格的处理，水处理系统定期维护保养、贮水罐定期消毒，并有记录；由专人负责，实行责任到人。定期进行透析用水与透析液细菌学监测，以保证透析液质量。透析废水应排入医疗污水系统。

（6）透析机使用

透析机必须按卫生部《血液透析器复用操作规范》要求清洗、消毒、灭菌，经监测达标后方可使用并规定位置存放备用。每次透析结束后，如没有肉眼可见的污染时应对透析机外部进行初步的消毒，采用 500mg/L 的含氯消毒剂擦拭消毒。如果血液污染到透析机，应立即用 1500 mg/L 浓度的含氯消毒剂的一次性布擦拭去掉血迹后，再用 500mg/L 浓度的含氯消毒剂擦拭消毒机器外部。透析管路预冲后必须4h内使用，否则要重新预冲。透析机细菌培养应每月1次，要求细菌数<200cfu/ml。每台透析机每年至少检测1次。严格执行一次性使用物品（包括穿刺针、透析管路、透析器等）的规章。

（7）血管通路建立及感染预防

根据条件选择患者的体位和穿刺部位。穿刺时必须严格无菌操作，最好在单独的治疗室进行。穿刺前操作人员必须严格洗手，穿刺时戴口罩、灭菌手套，穿消毒隔离衣。深静脉导管留置的时间不宜过长，通常股静脉导管保留时间为72h，颈内静脉及锁骨下静脉保留时间为3~4周。患者在血透结束时应常规消毒导管，用已消毒的肝素帽封闭管口并用无菌敷料包扎。换药时必须洗手、戴口罩、戴消毒手套，用安尔碘棉球由导管的入口处向外消毒，消毒范围直径必须大于5cm，在导管出口处覆盖透气性较好的伤口敷料或无菌纱布。严密观察患者穿刺部位有无感染征象。对每一拔出的导管，常规做导管尖端部细菌培养。教育患者保持置管部位干燥清洁，以防止感染。

3. 人员管理

（1）血液净化室（中心）必须配备具有资质的医生、护士。透析室工作人员应通过专业培训达到从事血液透析的相关条件方可上岗。

（2）护士配备应根据透析机和患者的数量及透析布局等合理安排，每个护士最多同时负责5~6台透析机的操作及观察。护士应严格执行操作规程，执行透析医嘱，熟练掌握血液透析机及各种血液透析通路的护理、操作；透析中定期巡视患者，观察机器运转情况，做好透析记录。

（3）进入血透室应更衣、换鞋、戴帽子、口罩，定期做体检、注射乙肝疫苗，严格遵守感染控制预防标准；禁止家属和非工作人员进血透室。

（4）配备个人防护用品，可能接触患者血液的工作人员均应采取预防感染措施，进入复用室必须做好自我防护，从事透析器复用过程中操作者应戴防护手套和防护衣；必要时戴面罩或目镜。护士接触每一位患者前都必须更换手套、洗手。每月随机抽取1~2位正在进行操作的工作人员，检测其手的消毒质量。定期对医务人员手作细菌学监测。

八、产房、母婴室、新生儿室

产房、母婴室、新生儿室担负着母子生命安全的重则。在紧张的接生以及后续的母婴护理中，为了有效地预防感染，必须从多方面考虑，做到三者合理布局、设备先进、制度严格，以及具有良好素质的医护人员。

（一）产房的医院感染管理

1. 布局与环境要求

产房应与产科病房，母婴室相邻近，有迅速向手术室转移产妇的条件。产房应安装程控门，内分设待产室、隔离待产室、分娩室、隔离分娩室、洗手间、办公室、储物室、值班室等。一个分娩室最多设两张产床，每张产床的使用面积不少于$16m^2$。目前发展的方向为建立家庭化产房，即待产、分娩于一室，待产床、产床于一体。

产房应严格划分非限制区、半限制区、限制区。非限制区在最外边，包括更衣室、产妇接受区、污洗室、卫生间、值班室、休息室。半限制区包括办公室、待产室、洗涤间、敷料准备间、刷手间及器械室。限制区在内侧，包括分娩室、无菌物品放置处。各区必须有门隔开，并有明显的标志。

产房环境必须清洁、安静、无污染源，有良好采暖降温及日照通风设施。紫外线灯管强度每季监测 1 次，照射强度 >70w/cm²。产房相对湿度为 45% ~60%，室温为 24 ~26℃。

2. 操作技术管理

（1）产妇入室除更换全部衣服外，必须换鞋，个人物品不得带入室内。已患或疑患某种感染的产妇临产时应当安置于隔离分娩室或分娩床。

（2）做好阴道分娩者的阴道和会阴部的准备工作。每日清洁、消毒会阴，先用消毒液清洗会阴，最后擦洗肛门周围，再用生理盐水冲洗会阴。待产期间，每次便后应用肥皂水清洁会阴。减少不必要的肛检次数，如需阴道检查，必须严格消毒外阴，戴无菌手套，手套涂无菌润滑剂。分娩前会阴部消毒及使用一次性剃毛刀做好会阴部准备，并按规定完成腹部皮肤准备。

（3）接生或助产前，必须进行外科洗手。先检查双手表面有无伤口、裂口，如有则不能进行接生。洗手后以背开门进入室内，穿无菌手术衣，戴无菌手套后方可接生或助产。在处理脐带和缝合伤口前，应更换新的无菌手套。连续接生时，在接生前重复外科洗手。一切无菌物品使用前必须认真检查是否符合无菌要求。

（4）接生后，用含 2000mg/L 有效氯的消毒剂擦洗产床上的血迹，更换油布。接生用的臀垫，应用杀菌剂浸泡后，再刷洗晾干，备用。必须更换待产床上的所有被服后，才能接受新的待产妇。分娩室每日通风，每日用紫外线照射 1h，地面每日用消毒剂拖 1 次，每月空气培养 1 次，细菌计数应小于 200cfu/m³。

（5）隔离分娩时，胎儿娩出后，需要更换手套方可处理新生儿。新生儿用无菌巾保护直接送入隔离婴儿室。分娩后所有布类、器械必须消毒液浸泡后再分别送洗。用后的一次性用品及胎盘放入医疗垃圾袋内，密封送运，无害化处理。产妇分娩离开产房后，严格终末消毒。用杀菌剂擦洗分娩室桌面、地面并通风，用紫外线照射 1h 或用过氧乙酸熏蒸，排泄物用漂白粉处理，并进行细菌学检测，达到无致病菌要求后方可使用。

（6）新生儿出生时使用的吸痰管应一婴一用，吸痰用生理盐水一婴一瓶。磅秤上铺的无菌巾，每个新生儿一用一换，新生儿衣物、包被均应高压灭菌。便器使用后必须刷洗干净，用 1000mg/L 有效氯消毒液浸泡 1h 后方可使用。

3. 人员管理

（1）只有专业医护人员才能进入分娩室。经产科医生同意，认为对产妇分娩有帮助者（如直系亲属）可进入分娩室，并应严格按照医务人员要求着装。

（2）严格参观、实习和陪产制度，最大限度减少人员流动，认真执行出入管理。凡进入分娩室者必须在指定的区域更换衣裤及鞋子，戴好帽子、口罩，口罩每次更换，必须罩住口鼻。离开产房时应脱去产房专用服。

（二）母婴室的医院感染管理

1. 布局及环境要求

母婴室病房每间 18～20m^2，婴儿室内每张产妇床位的使用面积不应少于 5.5～6.5m^2，每名婴儿应有一张床位，占地面积不应少于 0.5～1m^2。每个房间不超过三组母婴床位。母婴室每日上下午各开窗通风一次，每次 15～30min；必要时紫外线照射消毒，每次 30～60min，每日至少 3 次。每月做空气和物体表面的微生物监测。

2. 操作技术管理

（1）母婴一方有感染性疾病时，患病母婴均应及时与其他正常母婴隔离。产妇在传染病急性期，应暂停哺乳。

（2）产妇哺乳前应洗手、清洁乳头，弃去最初 1～2 滴奶后再哺乳，以防病菌经口传播。哺乳用具一婴一用一消毒，隔离婴儿用具单独使用，每日消毒。

（3）婴儿单独使用眼药水、扑粉、油膏、沐浴液、浴巾、治疗用品等，一婴一用，避免交叉使用。遇有医院感染流行时，应严格执行分组护理的隔离技术。

（4）患有皮肤化脓及其他传染性疾病的工作人员，应暂时停止与婴儿接触。

（5）母婴出院后，其床单元、保温箱等，应彻底清洁、消毒。

（6）任何人接触新生儿前应洗手，必要时使用氯已定酒精擦拭消毒，以杜绝借手传播疾病。医务人员给新生儿沐浴时使用的围裙及袖套每日一用一换一消毒；拆包台及打包台应分开，台布每日一用一换，用后清洗灭菌。

3. 人员管理

（1）严格探视制度，探视者应着清洁服装，洗手后方可接触婴儿。探视人员不得随意接触新生儿及将新生儿抱出室外。探视结束后，应开窗通风并进行相应的清洁消毒。在感染性疾病流行期间，禁止探视。

（2）母婴室工作人员必须身体健康，无传染性疾病。乙型肝炎表面抗原阳性者、急性呼吸道感染、胃肠炎、皮肤渗出性病灶者不得在母婴室工作。每年对医务人员进行体检，每半年进行 1 次鼻咽拭子和粪便培养。

（3）工作人员进入母婴室前应戴好帽子、口罩，每次护理新生儿前后洗净双手，离开时脱去专用服。

（4）孕期工作人员应测试对风疹病毒的敏感性，必要时接种风疹疫苗；在接触每一位新生儿尿布后要认真洗手。

（三）新生儿室的医院感染管理

1. 布局及环境要求

新生儿病室应位于医院清洁的环境中，远离污染源，靠近产科病室及产房，形成相对独立的区域。各新生儿室之间应装有大型玻璃窗以利于观察。根据具体需要设置普通新生儿室、隔离新生儿室、办公室、治疗室、配奶室、新生儿沐浴室、母亲哺乳室、出院处置室、值班室等。

分区：非限制区，在最外侧，包括母亲哺乳室、出院处置室、工作人员沐浴更衣室、值班室；半限制区，在中间，包括办公室、治疗室、配奶间；限制区在最内侧，包括各类新生儿室、新生儿沐浴室。三区划分明确，标志醒目。

每个新生儿应有独立的床位，占地面积不少于 $3m^2$。床与床之间保持 0.5 ~ 1m 的间距。保持环境清洁卫生，床头柜、桌椅每日应用消毒液擦洗。室内通风 >2 次/天，30 min/次；用紫外线消毒 2 次/天，并做好登记；每周用 95% 乙醇消毒紫外线灯管；每月空气监测 1 次；每日用清水擦物体表面及湿拖地面，2 ~ 3 次/天。

2. 操作技术管理

（1）各项操作前，应穿戴衣帽及口罩、洗手、消毒液泡手。治疗时严格无菌操作，一婴一物单用，严禁器械混用。

（2）新生儿室使用器械，如氧气湿化瓶、体温计等，按要求处理，定期抽查。止血带一用一消毒。

（3）新生儿的被服应高温消毒后备用，用过的被服放入带盖的桶内，不能随意扔在地上，更不能与其他污物混放。

（4）新生儿洗澡一般每日一次，重症监护室的新生儿按需要洗澡。洗澡应在每日空气地面消毒的婴儿浴室内进行。严格一婴一盆一布一浴巾。操作台每日更换垫单。洗澡水温在 38 ~ 40℃为宜。洗澡时先洗脸、头、上半身，再洗下半身。注意保护眼睛和耳朵，勿将水灌入耳及口腔内，防止发生中耳炎和吸入性肺炎。

（5）新生儿脐部每日沐浴后 2.5% 碘酊消毒脐部创面，再用 75% 的乙醇脱碘后包扎。脐用绷带、纱布必须高压灭菌后才能使用。如新生儿尿湿脐部绷带应及时消毒脐部并重新包扎。

（6）新生儿应 2 ~ 3h 更换尿布一次。每次便后温水洗净局部，必要时涂鞣酸软膏保护皮肤。

（7）保护新生儿眼睛清洁，如有分泌物，用生理盐水或 3% 硼酸棉球自内眦向外擦拭干净，再用 0.25% 氯霉素眼药水或四环素眼膏涂眼，每日 2 次，以防结膜炎。

（8）婴儿应以母乳为主。奶粉要现吃现配。新生儿使用的奶瓶、手巾、浴巾、扑粉等，均一婴一用一消毒或灭菌。

3. 人员管理

（1）对探视陪护人员进行预防感染知识宣教，严格执行探视陪护制度，探视陪护者进入病室前必须更衣、戴帽、洗手、穿鞋套，非本病室的工作人员不得进入新生儿病室。

（2）有以下疾病时不得在新生儿室工作：患有急性呼吸道感染、非特异性发热、胃肠炎、开放性皮肤病变、活动性疱疹病毒感染者、乙肝病毒携带者。

第二节　感染科（传染科）的医院感染管理

传染科是传染病人隔离治疗的场所。病人和病原携带者体内的致病菌以多种途径排出体外，作为与病人密切接触的传染科护士，要严格遵守消毒隔离制度和熟练运用消毒隔离技术。

一、传染性疾病科的设置与管理

1. 传染性疾病病房的设置应相对独立，与普通病房之间设隔离带，病人在指定区域内活动，不得互串病房或随意外出；

2. 内部严格“三区”、“两通道”，不同区域之间必设“缓冲间”，且应标识明确；

3. 严格执行隔离技术规范，不同传染病人应分开安置，同类病人每间病室不超过4人，床间距不少于1.1m，疑似病人、具有高度传染性或毒力强的菌株所致的感染病人单独安置；

4. 隔离病室门口挂隔离标志，入口设缓冲间，病室内应有流动水洗手设施，设独立卫生间。并根据病原体传播途径不同，采取相应的隔离措施；

5. 每一病室设专用隔离衣、体温计、听诊器、抹布等，病人用过的医疗器械、用品等均应立即清洗消毒，出院、转院、死亡后应进行终末消毒；

6. 病人的排泄物、分泌物及病房污水必须经消毒处理后方可排放；病区产生的生活垃圾均视为医疗垃圾，置双层黄色塑料袋中，进行有效封口后由专人密闭运送。严格做好医疗废物的分类收集、密闭转运、无害化处理和交接、登记等工作。

7. 保持病室清洁卫生，加强通风。常规每天2次对空气、医用物品、物体表面等进行清洁和消毒，遇污染时及时消毒；

8. 严格陪客、探视制度管理，一般情况下不设陪客、探视。必须留陪时，应由床位医师签署书面“同意”意见。陪客、探视者应穿一次性鞋套，必要时穿隔离衣等。

二、传染病防治管理

1. 强化宣教、培训力度

新的《传染病防治法》的修订实施，为传染病管理工作提供了法律支持。各级综合医院处于防治各种传染病的第一线，这就要求医院的医生对各种传染病始终保持高度警惕性，广大医护人员要真正明确自己的法律责任，主动、自觉地按照国家规定的内容、程序、方式和时限报告疫情，了解掌握传染病管理相关法律法规，熟悉各种传染病的病因、传播途径、临床表现、诊治手段等新信息与进展，努力把混杂在普通患者中的传染病患者检查出来，实现归口管理，这是提高我国传染病防治水平的基础和关键。医院要把传染病防治知识的学习、技能培训列入继续教育项目，各类医师上岗前必须经过传染病防治管理培训和考核。同时，广大医护人员应在防病治病过程中积极向病患者做好传染病防治管理的健康宣传教育。

2. 抓环节管理，实施有效管理措施

针对医院传染病管理过程中日常检查存在问题，以及上级卫生行政部门督查发现的存在问题，认真讨论、总结并逐条整改，特别是在对疫情报告的漏报与迟报、门诊日记管理、传染病病人的收治、医院感染控制、门诊预检分诊、传染病诊治场所的布局、结核病人的转诊等重要环节进行重点整改，真正做到对传染病的早诊断、早报告、早隔离、早治疗。同时，

要探讨一套适合综合医院传染病管理评价标准，应用计划－执行－检查－处理循环工作法（PDCA）进行管理。注重建立奖罚机制，质量管理与效果评相结合，不断提高管理质量和管理水平。

3. 加强医院感染管理

医院感染管理科是医院传染病管理的重要科室，充分发挥其作用，是医院快速有效防治传染病的重要保证。院感科平时应与医政部门一起，完善医院感染管理和传染病预防控制工作制度，如可能暴发流行传染病预案、传染病病房与门诊的合理布局、消毒隔离（包括内镜消毒等）、职业防护、医院感染有关的危险因素监测、医疗废物处理等，并进行组织实施。

4. 努力提高传染病综合救治水平

综合医院尤其是大型综合医院，平时应加强对医院传染病专业知识的培训，加强医院传染病科建设，制定医院内传染病应急救治预案，组建一支由传染科、儿科、呼吸科、加强治疗科等专家组成的应急救治队伍，定期选派专科医生到国内外学习，加强与国内外的协作，掌握国内外传染病的相关信息和进展，使之及时有效地应对院内外可能发生的突发传染病暴发流行事件。

5. 重视综合医院法律义务的履行和权益的保护

依照我国《传染病防治法》和《突发公共卫生事件应急条例》规定，对传染病医疗救治是医院的法定义务。医疗机构及其医务人员在传染病暴发、流行等情况下应依法接受行政征用与调遣，医务人员在诊疗过程应尊重传染病患者的隐私权，对部分具有较大危害性的传染病，医院有权采取《传染病防治法》规定的具有非自愿性和公益性特征的强制治疗措施。医疗机构及医务人员在按时行政征用与调遣的同时，也享有健康保护和获得合理补偿或收入等权利。

第八章
抗菌药物合理使用与不良反应的监测和管理

抗菌药物（antibacterial agents）按其来源可分为抗生素、半合成抗生素、合成抗菌药三类。抗生素（antibiotics）是微生物在生长繁殖过程中为了生存竞争，产生抑制或杀灭其他微生物的化学物质。如：青霉素、红霉素等。半合成抗生素（semisynthetic antibiotics）是以微生物生物合成为基础，对其结构改造获得的新的合成物。如：氨苄西林、头孢唑啉等。合成抗菌药（synthetic）是完全由人工合成，如：磺胺类药物、喹诺酮类药物。

抗菌药物的应用与医院感染密切相关。因此，应当掌握合理使用抗菌药物的原则以及常用抗生素毒副反应的监测和管理。

第一节　临床合理使用抗菌药物原则

应用抗菌药物一方面可治疗或预防感染的发生；另一方面抗菌药物若是应用不当，会导致菌群失调、细菌耐药性增加，引起耐药菌在医院内传播。

一、抗菌药物治疗性应用的基本原则

（一）诊断明确的感染，可使用抗菌药物

诊断有细菌、真菌、结核分枝杆菌、非结核分枝杆菌、支原体、衣原体、螺旋体、立克次体及部分原虫等病原微生物所致的感染均可应用抗菌药物。缺乏细菌及上述病原微生物感染的证据者，以及病毒性感染者，均无指征应用抗菌药物。

（二）根据病原种类及细菌药物敏感试验结果选用抗菌药物

抗菌药物品种的选用原则上应根据病原菌种类及病原菌对抗菌药物敏感或耐药，即细菌药物敏感试验（以下简称药敏）的结果而定。因此有条件的医疗机构，病人必须在开始抗菌治疗前，先留取相应标本，立即送细菌培养，以尽早明确病原菌和药敏结果。

危重患者在未获知病原菌及药敏结果前，可根据患者的发病情况、发病场所、原发病灶、基础疾病等推断最可能的病原菌，并结合当地细菌耐药状况先给予抗菌药物经验治疗，获知细菌培养及药敏结果后，对疗效不佳的患者调整给药方案。

（三）按照药物的抗菌作用特点及其体内过程特点选择用药

各种抗菌药物的药效学（抗菌谱和抗菌活性）和人体药代动力学（吸收、分布、代谢和排出过程）特点不同，因此各有不同的临床适应证。应根据各种抗菌药物的上述特点，按临床适应证正确选用抗菌药物。如：中枢神经系统感染，选用易通过血脑屏障的药物；肠道感染宜选用口服胃肠难于吸收的药物；泌尿系统感染，选用经肾脏排泄的抗菌药物在尿中浓度高于血药浓度数倍的为佳。

（四）根据患者病情、病原菌种类及抗菌药物特点制订治疗方案

具体原则如下：

1. 品种选择

根据病原菌种类及药敏结果选用抗菌药物。

2. 给药剂量

按各种抗菌药物的治疗剂量范围给药。治疗重症感染（如败血症、感染性心内膜炎等）和抗菌药物不易达到的部位的感染（如中枢神经系统感染等），抗菌药物剂量宜较大（治疗剂量范围高限）；而治疗单纯性下尿路感染时，由于多数药物尿药浓度远高于血药浓度，则可应用较小剂量（治疗剂量范围低限）。

3. 给药途径

（1）轻症感染可接受口服给药者，应选用口服吸收完全的抗菌药物，不必采用静脉或肌肉注射给药。重症感染、全身性感染患者初始治疗应予静脉给药，以确保药效；病情好转能口服时应及早转为口服给药。

（2）尽量避免抗菌药物的局部应用，皮肤黏膜局部应用抗菌药物后，很少被吸收，在感染部位不能达到有效浓度，反易引起过敏反应或导致耐药菌产生，因此治疗全身性感染或脏器感染时应避免局部应用抗菌药物。抗菌药物的局部应用只限于少数情况，例如全身给药后在感染部位难以达到治疗浓度时可加用局部给药作为辅助治疗。局部用药宜采用刺激性小、不易吸收、不易导致耐药性和不易致过敏反应的杀菌剂。青霉素类、头孢菌素类等易产生过敏反应的药物不可局部应用。氨基糖苷类等耳毒性药不可局部滴耳。

4. 给药次数

为保证药物在体内能最大地发挥药效，杀灭感染灶病原菌，应根据药代动力学和药效学相结合的原则给药。青霉素类、头孢菌素类和其他 β 内酰胺类、红霉素、克林霉素等消除半衰期短者，应 1 日多次给药。氟喹诺酮类、氨基糖苷类等可 1 日给药 1 次（重症感染者例外）。

5. 疗程

抗菌药物疗程因感染不同而异，一般宜用至体温正常、症状消退后 72～96h，特殊情况，妥善处理。但是，败血症、感染性心内膜炎、化脓性脑膜炎、伤寒、布鲁菌病、骨髓炎、溶血性链球菌咽炎和扁桃体炎、深部真菌病、结核病等需较长的疗程方能彻底治愈，并防止复发。

6. 抗菌药物的联合应用要有明确指征

单一药物可有效治疗的感染，不需联合用药，仅在下列情况时有联合用药指征。

（1）病原菌尚未查明的严重感染，包括免疫缺陷者的严重感染。

（2）单一抗菌药物不能控制的需氧菌及厌氧菌混合感染，2种或2种以上病原菌感染。

（3）单一抗菌药物不能有效控制的感染性心内膜炎或败血症等重症感染。

（4）需长程治疗，单一使用抗菌药物易导致病原菌产生耐药性，如结核病、深部真菌病。

（5）由于药物协同抗菌作用，联合用药时可将毒性大的抗菌药物剂量减少，如两性霉素B与氟胞嘧啶联合治疗隐球菌脑膜炎时，前者的剂量可适当减少，从而减少其毒性反应。联合用药时宜选用具有协同或相加抗菌作用的药物联合，如青霉素类、头孢菌素类等其他β内酰胺类与氨基糖苷类联合，两性霉素B与氟胞嘧啶联合。联合用药通常采用2种药物联合，3种及3种以上药物联合仅适用于个别情况，如结核病的治疗。此外必须注意联合用药后药物不良反应将增多。

二、抗菌药物预防性应用的基本原则

（一）内科及儿科预防用药指征

1. 用于预防一种或两种特定病原菌入侵体内引起的感染。

2. 预防在一段时间内可能发生的感染。

3. 对于原发疾病本身是可以治愈或缓解者，预防用药可能有效。原发疾病不能治愈或缓解者（如免疫缺陷者），预防用药应尽量不用或少用。

临床上常对发热、上感、昏迷、休克、中毒、心力衰竭、肿瘤、病毒性感染等情况给予预防用药，实际上如无用药的明显指征，则预防性用药无明显效果，且易导致耐药菌感染。但对于流感病毒感染流行时的易感者、器官移植受者、接触含HIV血液或体液等情况的预防用药可能有效果。

（二）外科手术预防用药的目的及原则

1. 外科手术预防用药目的：预防手术后切口感染，以及术后可能发生的全身性感染。

2. 外科手术预防用药基本原则：根据手术野有否污染或污染可能，决定是否预防用抗菌药物。

（1）清洁手术

手术野为人体无菌部位，局部无炎症、无损伤，也不涉及呼吸道、消化道、泌尿生殖道等人体与外界相通的器官。手术野无污染，通常不需预防用抗菌药物，仅在下列情况时可考虑预防用药：①手术范围大、时间长、污染机会增加；②手术涉及重要脏器，一旦发生感染将造成严重后果者，如头颅手术、心脏手术、眼内手术等；③异物植入手术，如人工心瓣膜植入、永久性心脏起搏器放置、人工关节置换等；④高龄或免疫缺陷者等高危人群。

（2）清洁－污染手术

上、下呼吸道，上、下消化道，泌尿生殖道手术，或经以上器官的手术，如经口咽部大手术、经阴道子宫切除术、经直肠前列腺手术，以及开放性骨折或创伤手术。由于手术部位存在大量人体寄殖菌群，手术时可能污染手术野引致感染，故此类手术需预防用抗菌药物。

（3）污染手术

由于胃肠道、尿路、胆道体液大量溢出或开放性创伤未经扩创等已造成手术野严重污染的手术。此类手术需预防用抗菌药物。

术前已存在细菌性感染的手术，如腹腔脏器穿孔腹膜炎、脓肿切除术、气性坏疽截肢术等，属抗菌药物治疗性应用，不属预防应用范畴。

（4）外科预防用抗菌药物的选择及给药方法

抗菌药物的选择视预防目的而定。为预防术后切口感染，应针对金黄色葡萄球菌（以下简称金葡菌）选用药物。预防手术部位感染或全身性感染，则需依据手术野污染或可能的污染菌种类选用，如结肠或直肠手术前应选用对大肠埃希菌和脆弱拟杆菌有效的抗菌药物。选用的抗菌药物必须是疗效肯定、安全、使用方便及价格相对较低的品种。

给药方法：接受清洁手术者，在术前0.5～2h内给药，或麻醉开始时给药，使手术切口暴露时局部组织中已达到足以杀灭手术过程中入侵切口细菌的药物浓度。如果手术时间超过3h，或失血量大（>1500ml），可手术中给予第2剂。抗菌药物的有效覆盖时间应包括整个手术过程和手术结束后4h，总的预防用药时间不超过24h，个别情况可延长至48h。手术时间较短（<2h）的清洁手术，术前用药1次即可。接受清洁－污染手术者的手术时预防用药时间亦为24h，必要时延长至48h。污染手术可依据患者情况酌量延长。对手术前已形成感染者，抗菌药物使用时间应按治疗性应用而定。

三、抗菌药物在特殊病理状况患者中应用的基本原则

（一）肾功能减退患者抗菌药物的应用

1. 基本原则

许多抗菌药物在人体内主要经肾排出，而某些抗菌药物具有肾毒性，肾功能减退的感染患者应用抗菌药物的原则如下：

（1）尽量避免使用肾毒性抗菌药物，确有应用指征时，必须调整给药方案。

（2）根据感染的严重程度、病原菌种类及药敏试验结果等选用无肾毒性或肾毒性低的抗菌药物。

（3）根据患者肾功能减退程度以及抗菌药物在人体内排出途径调整给药剂量及方法。

（二）肝功能减退患者抗菌药物的应用

肝功能减退时抗菌药物的选用及剂量调整需要考虑肝功能减退对该类药物体内过程的影响程度以及肝功能减退时该类药物及其代谢物发生毒性反应的可能性。由于药物在肝脏代谢过程复杂，不少药物的体内代谢过程尚未完全阐明，根据现有资料，肝功能减退时抗菌药物

的应用有以下几种情况。

1. 主要由肝脏清除的药物，肝功能减退时清除明显减少，但并无明显毒性反应发生，肝病时仍可正常应用，但需谨慎，必要时减量给药，治疗过程中需严密监测肝功能。红霉素等大环内酯类（不包括酯化物）、林可霉素、克林霉素属此类。

2. 主要经肝脏或有相当量经肝脏清除或代谢，肝功能减退时清除减少，并可导致毒性反应的发生，肝功能减退患者应避免使用此类药物，氯霉素、利福平、红霉素酯化物等属此类。

3. 药物经肝、肾两途径清除，肝功能减退者药物清除减少，血药浓度升高，同时有肾功能减退的患者血药浓度升高尤为明显，但药物本身的毒性不大。严重肝病患者，尤其肝、肾功能同时减退的患者在使用此类药物时需减量应用。经肾、肝两途径排出的青霉素类、头孢菌素类均属此种情况。

4. 药物主要由肾排泄，肝功能减退者不需调整剂量。氨基糖苷类抗生素属此类。

抗菌药物是世界上发展最快，品种最多的药物。但如不严格把握抗菌药物应用原则，抗菌药物的发展将赶不上耐药菌发展的速度，人类的健康也将面临严峻的考验。因此，合理使用抗菌药物对捍卫整个人类健康的意义深远。

第二节　常见抗菌药物不良反应的监测和管理

一、抗菌药物的不良反应

在应用抗菌药物时，人们往往看重其治疗作用而忽视其不良反应，由于不合理地使用有时会导致治疗失败或发生严重的不良反应，不仅增加了病人的痛苦与费用，有时甚至危及病人的生命。常见的抗菌药物不良反应包括毒性反应、变态反应、二重感染与细菌耐药性等。

（一）毒性反应

抗菌药物毒性反应是指药物引起的生理、生化和/或组织、器官等的病理改变，发生机制包括药物的化学刺激，人体自身蛋白质或酶的功能受阻，也可因宿主原有遗传缺陷或病理状态而被诱发或加重。毒性反应是药物不良反应中最常见的一种，主要表现在肾脏、肝脏、血液、神经系统、胃肠道、局部给药部位等。

1. 肾脏毒性反应

发生肾脏毒性反应的抗菌药物主要有：氨基糖苷类、多粘菌素类、两性霉素 B、万古霉素、头孢菌素类、青霉素类、磺胺药、四环素等。氨基糖苷类与肾小管刷状缘易于结合，造成局部药物长时积聚，直接损伤肾小管，严重者引起肾小管坏死及急性肾衰。多粘菌素类均有肾毒性，常用量即可引起，应用后肌酐清除率下降。一代头孢菌素中的头孢噻吩、头孢唑啉若用量过大也有肾毒性，与氨基糖苷类或强利尿药合用时尤应注意。两性霉素 B 可引起多种肾损害，几乎每一名使用者都有。磺胺药由于在肾小管内结晶可引起血尿，梗阻性肾病，少尿或急性肾衰；还可通过免疫反应引起间质性肾炎，肾小球肾炎，坏死性血管炎等。

利福平可引起间质性肾炎且常伴流感样综合征。万古霉素主要损害肾小管，发生率约5%，若与庆大霉素合用可达30%。以原形从肾排泄的阿奇霉素也可造成肾损害。氨基糖苷类、两性霉素B及万古霉素等的肾毒性的最早表现为蛋白尿与管型尿，继而尿中出现红细胞、尿量减少或增加、pH值由酸变碱、氮质血症尿毒症、尿钾排出增加。上述表现多于用药后3~6天发生，停药5天后消失或逐渐恢复。少数病人可出现严重肾损害，发生急性肾衰，甚至引起死亡。

2. 肝脏毒性反应

能引起肝脏损害的抗菌药物主要有：四环素类、红霉素脂化物、磺胺药、抗结核药、呋喃唑酮等。青霉素、头孢菌素类及两性霉素B也可损害肝脏。红霉素脂化物特别是红霉素月桂酸盐（如依托红霉素）可引起胆汁瘀积性黄疸。磺胺类、酮康唑引起类似肝炎的表现，甚至导致急性或亚急性肝坏死。异烟肼、利福平、PAS、吡嗪酰胺等抗结核药是引起肝损害的常见药物，损伤轻重不一，有些仅有谷丙转氨酶升高或一过性升高；有的出现黄疸、肝肿大等多种肝炎表现，严重者会危及生命。

3. 血液系统毒性反应

抗菌药物对血液系统的毒性作用主要为贫血、白细胞下降、凝血机制障碍。引起贫血者主要是氯霉素，它可引起红细胞生成抑制性贫血，再生障碍性贫血，G-6-PD缺乏所致的溶血性贫血。凝血机制障碍多由头孢菌素类及青霉素类引起。

4. 神经系统毒性反应

（1）脑神经

第八对脑神经损害或耳毒性是氨基糖苷类的主要毒性之一，若与其他耳毒性药物如呋喃苯胺、依他尼酸等强利尿剂、水杨酸类、长春新碱等抗癌药及奎宁等合用时毒性反应将协同加剧；失水、缺氧、噪声及肾功能减退均可诱发，老年人及婴幼儿尤易发生。因此对高敏易感者及有家族史者应特别注意，对肾功能不全者应密切观察氨基糖苷类的耳毒性。孕妇应用氨基糖苷类时可通过胎盘而影响胎儿耳蜗，尤应注意。氨基糖苷类、万古霉素、多粘菌素、米诺霉素、紫霉素、卷曲霉素均有一定的耳毒性。视神经损害可见于长期口服氯霉素或滴眼，可引起视神经炎，视神经萎缩，甚至失明。

（2）神经肌肉接头

由于氨基糖苷类与钙离子竞争结合部位使神经末梢释放乙酰胆碱受阻，当该类药物大剂量静脉快速注射或接受麻醉剂、肌肉松弛剂的手术病人在胸、腹腔内应用该类药物时，有引起肌肉麻痹的可能；表现为四肢软弱，周围血管性血压下降，心肌抑制状态，或可因呼吸肌麻痹而危及生命。多粘菌素亦可引起类似情况。

（3）周围神经

庆大霉素、链霉素、多粘菌素类、异烟肼、硝基呋喃类、乙胺丁醇等均可引起周围神经炎。链霉素、多粘菌素及庆大霉素注射液引起口周及手足麻木、重者伴头昏、面部及头皮麻木与舌颤。

（4）中枢神经系统

青霉素类特别是青霉素用药剂量过大或注射过快或伴有肾损害时，可直接刺激大脑皮质而出现肌阵挛、惊厥、癫痫、昏迷等严重反应即“青霉素脑病”。尿毒症、脑膜炎时更多见。亚胺培南可引起癫痫发作，不宜用于中枢神经系统疾患。

（5）精神症状

氯霉素、青霉素、异烟肼、呋喃唑酮、喹诺酮类、环丝氨酸等有时可引起精神症状，如幻听、幻视、定向力丧失、狂躁、吵闹、失眠、猜疑，也可表现为抑郁症。

5. 胃肠道反应

以四环素类的胃肠道反应最常见，如多西环素，大环内酯类中以红霉素（碱）最常见。症状包括恶心、上腹不适、腹泻、腹胀、呕吐等。

6. 局部反应

以局部疼痛、硬结、血栓性静脉炎为主。

7. 其他

如四环素类引起乳齿黄染及牙釉质发育不全。早产儿或新生儿应用较大剂量氯霉素引起灰婴综合征。万古霉素快速静滴可致低血压和心脏停搏现象。第三代头孢菌素的不良反应主要有：凝血缺陷与出血，尤其是胃肠道出血。

（二）变态反应

变态反应是应用抗菌药物后的常见不良反应之一，几乎所有的抗菌药物均可引起一些变态反应，最常见者为皮疹、药物热，此外还有过敏性休克、血清病样反应、血管神经性水肿、嗜酸性细胞增多症、溶血性贫血、再生障碍性贫血及接触性皮炎等。

1. 过敏性休克

以青霉素最为多见。过敏性休克的发生极为迅速，甚至在皮试或注射针头尚未拔出时即可发生。各种给药途径如注射、口服、滴眼、滴鼻、皮试、气溶胶吸入时均可引起，以注射途径最多。约半数病人发生于注射后5min内，30min内发生者占90%，个别病人可于数h内或连续用药过程中（甚至3周后）发病。磺胺药、四环素类、林可霉素类、大环内酯类、氯霉素、利福平偶可发生过敏性休克。头孢菌素与青霉素之间有交叉变态反应。

2. 皮疹

以荨麻疹、斑丘疹、麻疹样皮疹比较常见，而以剥脱性皮疹、大疱表皮松解萎缩性皮炎、渗出性红斑的预后较严重。抗菌药物均可引起皮疹，但以氨苄西林、磺胺药及链霉素、青霉素多见。

3. 其他

有药物热、血清病样反应、血管神经性水肿、嗜酸性细胞增多症、感光反应或光敏感、接触性皮炎等。

（三）二重感染

二重感染又称菌群交替症，是抗菌药物应用过程中出现的新的感染。当较长期应用多种或广谱抗菌药物后，正常菌群中的敏感菌被抑制，平衡遭到破坏，耐药菌株大量繁殖，有时外来菌株乘虚而入，尤当机体防御功能降低如原发病严重、大手术，应用肾上腺皮质激素和抗代谢药物时更易发生二重感染。二重感染的致病菌主要有杆菌、真菌、葡萄球菌等。多见于婴儿、老年人、有严重原发病以及进行腹部大手术者。临床上常见的二重感染有口腔感染、白色念珠菌肠炎和肛周感染、伪膜性肠炎、菌群交替性肠炎、肺炎、尿路感染、败血症等。二重感染的病原菌常为多重耐药菌，常为危重病人的死因。

二、抗菌药物耐药性监测

以上介绍的抗菌药物不良反应中，只有在使用抗菌药物导致二重感染时，才属于医院感染的范畴，因此本节重点介绍抗菌药物耐药性监测方法。

（一）细菌耐药性

细菌产生的抗生素虽然可以杀死或抑制其他的细菌，但也可能会杀死生产菌自己，所以生产菌自身必须具有抗药性，也就是细菌的天然耐药性。但是抗菌药物进入临床后伴随而来的细菌耐药，可能与细菌的天然耐药性有关，也可能是正常敏感菌种通过变异或者基因转移而获得，即获得性耐药性。耐药基因决定了各种不同的耐药机制，使细菌抵抗特定抗菌药物的杀伤作用。当今抗菌药物的广泛应用及滥用扩大加速了细菌耐药性的产生，日益严重的细菌耐药性已成为临床抗感染治疗中一个非常棘手的问题。

病原体对抗菌药物耐药率的上升，不仅使许多本来已经有药可治的感染性疾病重新面临治疗的困难，也给健康人群增加了交叉感染的机会，同时耐药细菌的交叉传播又大大加快了耐药菌增长的速度，增加了治疗疾病及预防和隔离感染患者的医疗成本，新的抗菌药物的开发又远远跟不上耐药出现的速度，遏制耐药已经成为需要紧急采取行动的全球性问题。

我国是抗菌药物使用大国，在医院用药量排名前10位的药品中，抗菌药物占了2～6个。由于抗菌药物种类繁多、特征各异，合理用药指导、监管力度较弱，临床抗菌药物使用存在较多问题。为做到抗菌药物的合理使用，要重视细菌耐药性的监测。

（二）抗菌药物耐药性监测方法

1. 资料来源

细菌耐药菌监测的资料主要来自于检验科微生物实验室对临床标本的检验结果，也可以来自于耐药专题的检测结果。

2. 调查方法

一般可将细菌分为导致医院感染的细菌和导致社会性感染的细菌，这样的分类，能显示两类细菌耐药性的差异。由于细菌的耐药性存在变迁，因此，监测需要长期进行，对所有感染细菌都应进行监测。主要调查表格包括病原体及细菌耐药性监测个案表，也可以直接使用自动药敏系统打印的药敏结果单。一般情况下，医院感染细菌的耐药性监测是在医院感染病例监测的项目中同时进行。

3. 监测内容

监测的主要内容包括感染部位与病原体分布，病原体对抗菌药物的敏感性（或耐药性）。在描述病原体对抗菌药物的敏感性（或耐约菌）时，常用的有定性指标和定量指标，定性指标是耐药（R）、中度敏感（I）和敏感（S）；定量指标有最低抑制浓度（MIR）和最低杀菌浓度（MBC）。特别要监测耐甲氧西林金黄色葡萄球菌（MRSA）、耐万古霉素肠球菌（VRE）、耐三代头孢的革兰阴性细菌。

4. 总结与分析

分别计算各部位病原体构成比、各标本病原体构成比或所有部位病原体构成比，并观测其变迁。每日对培养结果的动态细致观察，对发现医院感染暴发流行具有重要的意义。计算细菌耐药性百分率，通过动态或定期观察，了解本单位医院感染病原体的耐药性及其变化；对医院内不同区域细菌耐药性的细致分析，为耐药细菌在医院内的流行情况提供重要线索。

三、抗菌药物临床应用的管理

（一）抗菌药物分级管理

根据抗菌药物特点、临床疗效、耐药性、药品价格等因素，将抗菌药物分为非限制、限制、特殊使用三类进行分类管理。

1. 分级原则

（1）非限制使用

经临床长期应用证明安全、有效，对细菌耐药性影响较小，价格相对较低的抗菌药物。

（2）限制使用

与非限制使用抗菌药物相比较，这类药物在疗效、安全性、对细菌耐药性影响、药品价格等某方面存在局限性，不宜作为非限制药物使用。

（3）特殊使用

药物存在以下问题：①不良反应明显，不宜随意使用或临床需要注意以免细菌过快产生耐药而导致严重后果的抗菌药物；②新上市的抗菌药物，其疗效和安全性的临床资料尚较少，或并不优于现用药物者；③药品价格昂贵。

2. 分级管理办法

（1）临床选用抗菌药物应遵循卫生部《抗菌药物临床应用指导原则》，根据感染部位、严重程度、致病菌种类以及细菌耐药情况、患者病理生理特点、药物价格等因素加以综合分析考虑。一般对轻度与局部感染患者应首先选用非限制使用抗菌药物进行治疗；严重感染、免疫功能低下者合并感染或病原菌只对限制使用抗菌药物敏感时，可选用限制使用抗菌药物治疗；特殊使用抗菌药物的选用应从严控制。

（2）临床医师可根据诊断和患者病情开具非限制使用抗菌药物处方；患者需要应用限制使用抗菌药物治疗时，应经具有主治医师以上专业技术职务任职资格的医师同意，并签名；患者病情需要应用特殊使用抗菌药物，应具有严格临床用药指征或确凿依据，经抗感染或有关专家会诊同意，处方需经具有高级专业技术职务任职资格医师签名。紧急情况下临床医师可以越级使用高于权限的抗菌药物，但仅限于1天用量。

（二）病原微生物检测

各级医院应重视病原微生物检测工作，切实提高病原学诊断水平，逐步建立正确的病原微生物培养、分离、鉴定技术和规范的细菌药物敏感试验条件与方法，并及时报告细菌药敏试验结果，作为临床医师正确选用抗菌药物的依据。

1. 对临床微生物实验室的要求

（1）建立合格的临床微生物实验室，根据临床需要，规范的进行病原学检查和药敏实验，提高细菌分离培养的阳性率、鉴定和药敏实验的准确率，及时向临床发回报告。

（2）微生物实验室应保留临床分离细菌对抗菌药物敏感性实验的结果，定期进行统计分析，并将分析的结果及时反馈给管理部门和临床科室。

2. 对临床科室的要求

（1）要提高病原学标本的送检率，要求临床医生在感染控制性疾病诊断和治疗过程中，在使用抗菌药物之前，及时从感染部位采集合格的样本做病原学检查及药敏实验。

（2）临床各科室收到病原学检查结果后，要根据药敏实验结果，合理选用或调整抗菌药物。

（三）管理与督查

1. 各级医疗机构应建立和完善药事管理专业委员会，并履行其职责，加强抗菌药物临床应用的管理，根据卫生部《抗菌药物临床应用指导原则》建立、健全本机构促进、指导、监督抗菌药物临床合理应用的管理制度，并将抗菌药物合理使用纳入医疗质量和综合目标管理考核体系。

2. 医院感染管理部门委托临床微生物实验室负责对病原学检查及细菌耐药监测结果进行统计，至少每年进行一次细菌耐药性的综合分析，将统计分析结果向业务院长、药事管理委员会、医务处、药剂科和各临床科室反馈。

3. 医院药事管理委员会根据细菌耐药监测情况责成药剂科对相关抗菌药物品种进行重点监控，必要时对医院用药情况进行干预和调整（如停用某些耐药性高的药物），保证患者用药安全、有效、经济。

4. 加强合理用药管理，杜绝不适当的经济激励。医疗机构不准以任何形式将药品处方与个人或科室经济利益挂钩。

第三节　临床微生物标本采集与送检

正确采集临床微生物标本，直接影响到微生物培养鉴定结果。可靠的检验结果可以为临床感染性疾病的诊断、治疗和预防提供科学依据。如果标本采取或处理失当，造成污染，导致检验结果给临床以误导，会延误对患者的正确治疗，甚至造成严重后果。为此应正确采集各种细菌学标本。

一、标本采集和送检的基本原则

1. 发现感染应及时采集微生物标本作病原学检查，接受抗菌药物治疗住院患者微生物检验样本送检率不低于30%。

2. 应在抗菌药物使用之前采集标本。已用抗菌药物者需至少停用抗菌药物一周后采集，如不能停用抗菌药，应于下次抗菌药应用前采集。

3. 采用专用无菌容器收集标本。容器须灭菌处理，防止渗漏，但不得使用消毒剂。标本中不可添加防腐剂。

4. 标本采集时应严格无菌操作，减少或避免机体正常菌群及其他杂菌污染。

5. 采样后应立即送检，最好在2h内。如不能及时送检，应将标本置于适当的储存环境待送，但存放一般不能超过24h。床旁接种可提高病原菌检出率。

6. 以棉拭子采集的标本如咽拭子、肛拭或伤口拭子，宜插入运送培养基送检。

7. 送检标本应注明姓名、床号、标本来源、检验目的和标本采集具体时间，使细菌室能准确及时接种相应的培养基和适宜的培养环境，提高阳性检出率。

二、标本采集

（一）血液标本采集

1. 标本送检指征

病人出现以下临床表现，或同时具备以下几种临床表现时应采集血培养。

（1）发热（≥38℃）或低温（≤36℃）；

（2）寒战、昏迷、多器官衰竭、血压降低、呼吸加快；

（3）白细胞增多（$>10\times10^9/L$，特别有“核左移”时）；

（4）粒细胞减少（成熟的多形核白细胞$<1\times10^9/L$）；

（5）血小板减少；

（6）皮肤、黏膜出血。

几种特殊情况：

（1）可疑新生儿败血症时，除发热或低温外，很少培养出细菌，应增加尿液和脑脊液培养。

（2）老年菌血症病人可能不发热或低体温，如伴有身体不适、肌痛或中风，可能是感染性心内膜炎，也应采取血培养。

骨髓培养与血液培养的送检指征是基本一致的，临床常规血液感染有指征时以抽取血培养为主。但当骨髓炎时或长期使用抗菌药物患者，抽取骨髓培养阳性率会远高于血培养。

2. 采集方法

防止皮肤寄生菌或环境微生物引起的污染是血培养的关键问题，采血前严格执行消毒程序是十分重要的。

（1）75%酒精擦拭静脉穿刺部位待30s以上。用一根碘酊或聚维酮碘（碘伏）棉签消毒皮肤，1%~2%碘酊作用30s或聚维酮碘作用60s，从穿刺点向外范围不应小于5cm（直径）画圈进行消毒。75%酒精脱碘。

对碘过敏的病人只能用75%酒精消毒，消毒60s。

(2) 待穿刺部位酒精挥发干燥后穿刺采血。采血量成人5～10ml，婴幼儿1～5ml。

(3) 抽取血液后，不要换针头，直接注入血培养瓶中，并迅速轻摇，充分混匀防止凝固，但不可剧震以防溶血。如果同时作需氧和厌氧培养，应先将标本接种到厌氧瓶中，然后再注入需氧瓶，严格防止将空气注入厌氧瓶中。

3. 注意事项

(1) 对已经使用抗菌药物，而又不能停药者，应在下次用药前采血。切忌不要在静滴抗菌药物的静脉处采取血标本，也不能从静脉导管及动脉插管中取血。

(2) 每例至少采血两次，间隔0.5～1h，以利于提高阳性率和区分感染菌与污染菌。

(3) 疑为细菌性心内膜炎及布鲁氏病的病人，以肘动脉或股动脉采血为宜，除在发热期采血外，并要多次采血（24h 3～4次）和增加采血量（可增至10ml）。

(4) 采血后立即送检，如不能立即送检可置室温，而不能置冰箱。

（二）骨髓采集

1. 采集方法

在病灶部位或髂前（后）上脊处严格消毒后抽取骨髓1ml，注入血培养瓶内。

2. 注意事项

(1) 骨髓内含有大量的单核巨噬细胞系统的细胞，因而骨髓培养对伤寒病人的诊断较血培养准确。

(2) 用于怀疑细菌性骨髓炎病人。

（三）痰标本的采集

1. 标本送检指征

(1) 咳嗽、咳痰：痰液可为脓性、血性、铁锈色或红棕色胶胨样痰。

(2) 咯血：肺结核病人常痰中带血。

(3) 呼吸困难。

(4) 发热。

(5) 胸痛：当炎症病变累及壁层胸膜时，会发生胸痛。

肺部感染的患者有25%～50%可能发生菌血症，应同时做血培养。

2. 采集方法

(1) 清晨起床后用凉开水漱口多次，以除去口腔内大量杂菌，用力咳出肺深部的脓痰，置于清洁干燥容器中送检。

(2) 痰量极少者可用45℃ 3%～10%氯化钠溶液约25ml雾化。对于咯痰量少的幼儿，可轻轻压迫胸骨上部的气管，当其咯痰后用无菌棉棒采集标本。

(3) 咳嗽无力或昏迷病人，可用吸痰管经鼻腔或口腔经气管腔内吸引痰液送检。

(4) 气管切开者可以深入透气孔中取痰。

(5) 可用支气管镜直接在病灶部位采集高浓度的病原菌。

(6) 用无菌导管经鼻腔插入气管镜内，缓慢注入无菌蒸馏水5ml，取出导管，留取患者在3h内咳出的痰液，放入无菌容器中送检。

（7）胃内采痰法。无自觉症状的结核病人，有时可把痰误咽入胃内，因而可采用胃内溶物做结核菌培养，其阳性结果比咯痰高10%左右，该方法于晨起空腹时，把灭菌的胃管，从鼻腔送入胃内，用20ml注射器抽取胃液。

3. 注意事项

（1）痰标本的采集以晨痰为准，此时患者痰量较多且含菌量也多。

（2）标本采集后立即送检，若不能及时送检者，可暂存2~8℃冰箱。以免杂菌生长。

（四）鼻咽拭子

1. 标本送检指征

（1）病毒性普通感冒伴有明显咽痛时，怀疑为咽部链球菌感染，应做细菌培养。

（2）细菌性咽－扁桃体炎：明显咽痛、畏寒、发热，体温可达39℃以上。

（3）上呼吸道感染易并发鼻窦炎、中耳炎、气管－支气管炎，需送相应部位分泌物或痰液进行细菌培养。

（4）用于诊断金黄色葡萄球菌暴发时的鼻带菌者。

2. 采集方法

（1）鼻拭子

嘱患者头部保持不动，将拭子轻轻转动缓缓深入鼻孔至鄂部5cm左右，转动4~5次，轻轻旋转取出拭子，置采样管折断手柄，使拭子浸泡至采样液中，旋紧管盖。

（2）咽拭子

嘱患者清水漱口后，发“啊”声，立即用压舌板压住患者舌前2/3，用拭子将咽后壁及双侧扁桃体或悬雍垂的后侧反复擦拭数次，避免触及舌部。化脓性扁桃体炎、口腔念珠菌病时，直接用棉拭子在病灶部位擦拭。轻轻旋转取出拭子，置采样管折断手柄，使拭子浸泡至采样液中，旋紧管盖。

3. 注意事项

（1）棉拭子应避免触及舌、口腔黏膜和唾液；

（2）采集标本前数小时不可用消毒药物漱口或接触病灶局部。

（五）粪便标本采集

1. 标本送检指征

（1）急性腹泻：大便次数明显增多，腹痛，里急后重，往往伴有发热，大便性状为黏液便或脓血便。

（2）慢性腹泻：大便次数多，多为稀便，伴有全身乏力等症状。

（3）无痛性大量水样便或米泔样稀便。

（4）先吐后泻：恶心、呕吐、腹痛、腹泻。有集体发病史，多为细菌性食物中毒所致。

（5）抗生素治疗后腹泻：常发生于长期抗生素治疗后，糊状便，排便次数增加。

（6）高热惊厥：通常为中毒性痢疾，多见于婴幼儿和小儿。

2. 采集方法

（1）自然排便采集法

自然排便后，选取脓血、黏液粪便 2～3g，液体粪便取絮状物 1～2ml，盛于一次性无菌便盒，于室温 1h 内送检。

（2）直肠拭子法

如不易获得粪便时或排便困难的患者及幼儿，可用经无菌甘油水或无菌生理盐水湿润的肛拭子插入肛门 4～5cm（幼儿 2～3cm）处，轻轻旋转擦取直肠表面黏液后取出，置培养基中于室温 1h 内送检。

3. 注意事项

（1）标本要采集新鲜的，陈旧标本影响阳性检出率。

（2）切忌粪尿混合。

（3）若要分离阿米巴，标本要立即送检并注意保温。

（4）腹部痉挛患者在发病 6h 内采集到的血便或液状便的效果最好。腹泻患者应在急性期 3 天以内采集标本，这样可以提高检出率。

（5）粪便中含有许多杂菌，但也应该在标本采集过程中注意无菌操作，防止污染。

（六）尿液标本采集

1. 标本送检指征

（1）有典型的尿路感染症状；

（2）肉眼脓尿或血尿；

（3）尿常规检查表现为白细胞和/或亚硝酸盐阳性；

（4）不明原因的发热，无其他局部症状；

（5）留置导尿管的病人出现发热；

（6）膀胱排空功能受损；

（7）泌尿系统疾病手术前。

2. 采集方法

（1）清洁中段尿标本

嘱咐患者睡前少饮水，清晨起床后用肥皂水或 0.1% 的高锰酸钾溶液冲洗外阴，女性应用手分开大阴唇，男性应翻上包皮，仔细清洗，再用清水冲洗尿道口周围。不间断排尿，将前段尿排去，留取中段尿约 10ml 于无菌容器中，立即送检。该方法简单、易行，是最常用的尿培养标本收集方法，但很容易受到会阴部细菌污染，应由医护人员采集或在医护人员指导下由患者正确留取。

（2）耻骨上膀胱穿刺

使用无菌注射器直接从耻骨上经皮穿入膀胱吸取尿液，是评估膀胱内细菌感染的“金标准”方法，但有一定的痛苦，病人难以接受。主要用于厌氧菌培养或留取标本困难的婴儿尿标本的采集。

（3）留置导尿者采集法

拔去闭式引流的集尿袋，弃去导尿管前段尿液，留无污染的膀胱内尿液 10ml 送检。不可从集尿袋下端留取标本。

（4）直接导尿

按常规方法对会阴部进行清洗消毒后，用导尿管直接经尿道插入膀胱，获取膀胱尿液。可减少尿液标本的污染，准确地反映膀胱感染情况。但有可能将下尿道的细菌引入膀胱，导致继发感染，一般不提倡使用。

3. 注意事项

（1）导尿虽然可以减少污染，但是多次重复导尿可以造成逆行性感染，因此近年来大多采用中段尿。

（2）采集标本以晨起第一次尿液为佳。

（3）采集标本后，若不能在 1h 内送检，暂放 4℃冰箱，但不能超过 8h。若尿液标本在室温下放置超过 2h，即使接种培养结果阳性，也不能作为诊断依据，应重新留取标本送检。

（4）疑为尿道炎时可将最初 3 ~ 4ml 尿液收集在灭菌容器内。该尿中即使有少数细菌，如反复检查为同一细菌，也应考虑为病原菌。

（5）若细菌培养结果为两种或两种以上细菌，需考虑污染可能，建议重新留取标本送检。

（6）尿液中不得加入防腐剂、消毒剂否则影响阳性检出率。

（七）脑脊液采集

1. 标本送检指征

（1）成人：发热、头痛、恶心、呕吐、颈强直和反射增强等症状，怀疑为脑膜炎的患者。

（2）儿童：因儿童和新生儿的临床表现不明确，因此对于婴儿不明原因发热，应怀疑为脑膜炎，采取脑脊液。

作脑脊液培养的患者，建议同时做血培养。

2. 采集方法

由临床医师以无菌方法收集脑脊液（检测细菌 1ml，真菌 2ml，抗酸杆菌 2m1，病毒 1m1）盛于无菌试管或小瓶中立即送检。

3. 注意事项

（1）采集标本后立即送检，因脑膜炎奈瑟菌离体后迅速自溶，肺炎链球菌及流感嗜血杆菌也易死亡；

（2）疑为上述细菌感染时，应注意保温，不可置冰箱或低温保存。

（八）胆汁采集

1. 标本送检指征

（1）腹痛：具有上腹部或右上腹部持续性腹痛伴阵发性加重。并向右肩部放射，有时出现剧烈胆绞痛或上腹部疼痛。

（2）黄疸：90%左右急性重症胆管炎病人伴有不同程度的黄疸。

（3）墨菲征阳性：右上腹压痛、肌紧张、胆囊区深吸气时有触痛。

（4）伴随症状：常有恶心、呕吐和发热，尿少且黄。

（5）中毒或休克：约有90%急性重症胆管炎患者表现为弛张高热，伴有寒战，少数严重病例体温不高，而在早期即发生感染性休克。

（6）怀疑为急性胆囊炎、急性重症胆管炎者。

2. 采集方法

（1）十二指肠引流法

在无菌操作下，将十二指肠导管吞咽至十二指肠乳头部（距齿65～70cm）时，收集A液（来自胆总管，为橙黄或金黄色），随之注入25%硫酸镁溶液40ml，经1～2min后再采取B液（来自胆囊，为棕黄绿色），随后收取C液（来自肝胆管，为柠檬色），一般认为B液做细菌培养意义较大。

（2）胆囊穿刺法

胆囊造影术时，可同时采取胆汁。

（3）手术采取法

由胆总管、胆囊直接穿刺采取胆汁。

3. 注意事项

采集标本后应立即送检，否则置于4℃冰箱内。采集时需小心，避免被唾液、十二指肠液细菌污染。

（九）穿刺液标本

穿刺液包括胸水、腹水、心包液、关节液、鞘膜液。

1. 标本送检指征

（1）伴有胸痛及发热。临床怀疑为下列疾病：结核性胸膜炎、细菌性肺炎引起的胸膜炎、肺部真菌感染引起的胸腔积液。

（2）腹痛、呕吐、腹部压痛、肌紧张、肠鸣音减弱或消失。怀疑腹腔结核菌、细菌等感染导致麻痹性肠梗阻。

（3）心包有大量渗液时，可因液体压迫左肺底部而在左下肩部出现浊音及支气管呼吸音等肺实变体征。

（4）关节肿胀，关节周围肌肉发生保护性痉挛。

2. 采集方法

由临床医师行穿刺术抽取。胸腹水可收集5～10ml，心包液、关节液收集2～5ml，置于无菌含抗凝剂的试管或小瓶中，充分混匀后，立即送检。抗凝剂10% EDTA二钠盐，标本与抗凝剂之比10：1。

3. 注意事项

（1）标本采集应在患者用药之前或停止用药1～2天后进行；

（2）不能立即送检可置4℃冰箱保存；

（3）疑为淋病性关节炎患者的关节液，采集后立即送检，或床旁培养为佳；

（4）不能用棉拭子浸蘸标本送检。

（十）化脓和创伤标本采集

1. 标本送检指征

（1）局部症状

红、肿、热、痛和功能障碍是化脓性感染的5个典型特征。但随病程迟早、病变范围、位置深浅，5个症状不一定全部表现。病变范围小或位置较深时，局部症状可不明显。

（2）全身症状

轻重不一。感染较重者常有发热、头痛、全身不适、乏力食欲减退等，一般均有白细胞计数增加和核左移。病程较长时，可有水和电解质紊乱，血浆蛋白减少，肝糖原大量消耗，可出现营养不良、贫血、水肿等症状。全身性感染严重的病人可发生感染性休克。

（3）送检

疑为下列疾病时需送检：

①软组织的急性化脓性炎症：如疖、痈、急性蜂窝织炎、丹毒等。

②化脓性疾病：如甲沟炎、化脓性关节炎、化脓性骨髓炎、气性坏疽、细菌性结膜炎、鼻窦炎、化脓性扁桃体炎、急性化脓性中耳炎、急性化脓性乳突炎、急性乳房炎、急性胆囊炎、急性梗阻性化脓性胆管炎、心包炎、结核性腹膜炎。

③脓肿：扁桃体脓肿、咽部脓肿、咽旁脓肿、脑脓肿、肺脓肿、肝脓肿、脓胸、腹腔脓肿、肾皮质化脓性感染、肾周围炎和肾周脓肿、直肠肛管周围脓肿。

④创伤感染：术后切口感染、导管感染、脐带残端感染。

2. 采集方法

（1）开放性感染和已溃破的化脓灶

先用灭菌生理盐水冲洗表面的污染菌和表面渗液。用灭菌拭子采取脓液及病灶深部的分泌物。注意尽量取化脓组织与正常组织交界处的脓汁，因为脓汁中心的细菌大部分已死亡，交接处的活菌较多，会提高阳性率。对于慢性感染，因污染严重，很难分离到致病菌，可取感染部位下的组织，研磨成组织匀浆接种于培养基。

（2）闭锁性脓肿

一般采用穿刺或手术引流的方法采取。采集前先用2.5%～3%的碘酊和75%的酒精消毒周围皮肤。

3. 注意事项

（1）闭锁性脓肿用碘酒和酒精消毒皮肤后，用灭菌注射器穿刺抽取全部脓液送检，疑为厌氧菌感染时，排去针管内空气将针头插入灭菌橡胶塞内送检。

（2）伤口处若有脓及渗出物要用无菌棉签深入各种窦道中擦拭，用小刀刮取，穿刺抽吸或手术切除获得深处伤口标本。

（3）当创伤出血时，敷有药物在2h以内及烧伤在12h内均不应采集标本，此时获得阳性结果机会甚少。

（4）采集标本注意观察脓汁及分泌物性状、色泽、气味等。可为培养鉴定提供依据。

（5）烧伤创面由于部位不同，细菌种类也不尽相同，要用灭菌棉拭子采集多个部位的炎症区送检。

（十一）生殖道标本的采集

1. 标本送检指征

（1）皮肤黏膜损害

原发损害可有斑疹、丘疹、结节、水疱、囊肿、糜烂、溃疡等。继发损害由原发损害演变而来，有萎缩或斑痕等，患者可出现疼痛或瘙痒症状。

（2）生殖系统表现

尿痛：指在排尿或排尿后膀胱区或尿道疼痛。

尿频、尿急：由尿道病变刺激所致。

尿道或阴道分泌物增多及性状异常：尿道口瘙痒及脓性分泌物流出。

会阴部疼痛及阴囊疼痛。

性功能障碍。

阴道分泌物增多。

（3）疑为下列疾病时需送检标本

前庭大腺脓肿、外阴阴道念珠菌病、细菌性阴道病、急性子宫颈炎、急性盆腔炎、急性尿道炎、急性膀胱炎、羊膜腔感染、产褥期感染。

2. 采集方法

（1）尿道分泌物

①男性：清洗尿道口，用灭菌纱布或棉球擦拭，采取从尿道口溢出的脓性分泌物或用无菌男性拭子插入尿道内2～4cm取出分泌物。如无脓液溢出，可从阴茎的腹面向龟头方向按摩，促使分泌物溢出。

②女性：清洗尿道口，用灭菌纱布或棉球擦拭，然后从阴道内诊压迫尿道，或从尿道的后面向前按摩，使分泌物溢出。无肉眼可见的脓液，可用灭菌拭子轻轻深入前尿道内，旋转拭子，采集标本。

（2）巴氏腺、尿道旁腺

清洗或局部消毒，然后压迫腺体，使分泌物溢出。

（3）阴道分泌物

用窥器扩张阴道，用灭菌女性拭子采取阴道口内4cm内侧壁或后穹隆处分泌物培养或涂片镜检。

（4）宫颈分泌物

用窥器扩张阴道，先用无菌棉球擦取宫颈口分泌物；用女性拭子插入宫颈管2cm采取分泌物，转动并停留10～20s钟，让拭子充分吸附分泌物，或用去针头的注射器吸取分泌物，置入灭菌试管内送检。

（5）宫颈内容物

羊膜腔感染时可经腹壁羊膜腔穿刺抽取羊水或经子宫颈插管抽取羊水进行病原体检测。

（6）前列腺按摩液

用前列腺按摩法采集前列腺液。

（7）精液

受检者应在5天以上未排精，清洗尿道口，采用手淫法或体外排精法，射精于灭菌容器内送检。

（8）溃疡分泌物

先用生理盐水清洗患处，用灭菌棉拭子取其边缘或其基底部的分泌物，置灭菌试管内送检。

（9）组织标本

将组织研磨成细菌匀浆接种液体培养基。

（十二）眼标本采集

1. 标本送检指征

结膜、角膜等外眼部器官的感染：脓性分泌物或红肿。

2. 采集方法

（1）一般细菌，以无菌棉拭子采集眼分泌物，尤其脓性分泌物；

（2）沙眼衣原体，首先擦去眼结膜上面的分泌物，然后用无菌小刀刮取穹隆部及眼结膜上皮细胞，用链霉素处理后备用；

（3）对于刚治疗或药物冲洗过的患者最好12～24h后采集标本；

（4）对于泪囊炎患者可稍加挤压后以无菌棉拭子采集标本。

3. 注意事项

（1）采集眼部标本时注意安全，以上标本留取后均应注明标本来源，如：左眼（O. S）或右眼（O. D）；结膜或角膜等（采集结膜标本时最好同时采集对侧未感染结膜作比较）。

（2）标本采集后应立即送检，如不能即刻送检，如应置4℃冰箱保存，超过24h不可使用。

（3）怀疑淋球菌感染时，应在病人床边留取标本后直接种于相关培养基，并立即置孵箱培养。

（4）标本应尽可能在感染早期和未用抗生素前留取。

（5）因棉花拭子含有脂肪酸，竹签含有树脂和甲醛可抑制细菌生长，故不适于细菌学标本的采集，建议使用塑料杆或铝杆的藻酸盐或聚酯人造纤维拭子。

第九章 医疗废物管理

医疗废物是医院内产生的几大类废弃物之一，可能携带感染性病原体，或具有毒性或其他危害性，属于危险物品，如任意丢弃或管理疏忽而扩散到环境中，就会污染环境，危害人体健康。因此，必须加强医疗废物监督管理工作，消除污染和疾病传播隐患，杜绝医疗废物外流渠道，避免造成社会危害。根据中华人民共和国国务院 2003 年 6 月 4 日第十次常务会议讨论，卫生部于 2003 年 8 月 14 日颁布并实施《医疗废物管理条例》，并相继发布了《医疗废物分类目录》、《医疗废物包装物、容器标准和标识》等一系列文件，建立健全了医疗废物集中无害化处置制度，至此标志着我国医疗废物的管理步入法制化管理轨道。

第一节　医疗废物概念与分类

一、医疗废物的概念

医疗废物是指医疗卫生机构在医疗、预防、保健以及其他相关活动中产生的具有直接或者间接感染性、毒性以及其他危害性的废物。如废弃的医疗用品，敷料、检验标本、病理标本、化验器材和培养基、诊断用品、实验动物尸体、组织器官和排泄物以及患者生活中产生的垃圾等。预防和控制医源性感染、血源性感染、实验室感染和致病微生物扩散，必须对医疗废物进行消毒处理。落实并加强医疗废物的安全管理，防止医疗废物污染环境，危害人体健康，制定医疗废物的分类、收集、运送、储存、处置的管理制度。

二、医疗废物分类

我国医疗废物分类按照《医疗废物分类目录》要求将医疗废物分成五大类，见表 9－1。

表9－1　医疗废物分类

类别	特征	常见组分或者废物名称
感染性废物	携带病原微生物具有引发感染性疾病传播危险的医疗废物	①被病人血液、体液、排泄物污染的物品，包括： 棉球、棉签、引流棉条、纱布及其他各种敷料； 一次性使用卫生用品、一次性使用医疗用品及一次性医疗器械； 废弃的被服； 其他被病人血液、体液、排泄物污染的物品
		②医疗机构收治的隔离传染病病人或者疑似传染病病人产生的生活垃圾
		③病原体的培养基、标本和菌种、毒种保存液
		④各种废弃的医学标本
		⑤废弃的血液、血清
		⑥使用后的一次性使用医疗用品及一次性医疗器械视为感染性废物
病理性废物	诊疗过程中产生的人体废弃物和医学实验动物尸体等	①手术及其他诊疗过程中产生的废弃的人体组织、器官等
		②医学实验动物的组织、尸体
		③病理切片后废弃的人体组织、病理腊块等
损伤性废物	能够刺伤或者割伤人体的废弃的医用锐器	①医用针头、缝合针
		②各类医用锐器，包括：解剖刀、手术刀、备皮刀、手术锯等
		③载玻片、玻璃试管、玻璃安瓿等
药物性废物	过期、淘汰、变质或者被污染的废弃的药品	①废弃的一般性药品，如：抗生素、非处方类药品等
		②废弃的细胞毒性药物和遗传毒性药物，包括： 致癌性药物，如硫唑嘌呤、苯丁酸氮芥、萘氮芥、环孢霉素、环磷酰胺、苯丙氨酸氮芥、司莫司汀、三苯氧氨、硫替派等； 可疑致癌性药物，如：顺铂、丝裂霉素、阿霉素、苯巴比妥等； 免疫抑制剂
		③废弃的疫苗、血液制品等
化学性废物	具有毒性、腐蚀性、易燃易爆性的废弃的化学物品	①医学影像室、实验室废弃的化学试剂
		②废弃的过氧乙酸、戊二醛等化学消毒剂
		③废弃的汞血压计、汞温度计

说明：

鉴于一次性医疗用品和一次性医疗器械无论其用于侵入人体的诊疗操作或者接触病人的皮肤、黏膜，无论其是否沾有血液、体液均列为感染性废物。而一次性卫生用品（如一次性水杯，纸巾等）中，大部分不与病人的特殊物质（如血液、体液等）接触，因此，只有被病人特殊物质污染的一次性卫生用品列入感染性废物范围。

病理性废物和损伤性废物和化学性废物的数量不多，且仅限于有一定危害性，不能自行处理的，必须进行特别处理。

医疗卫生机构收治的传染病病人或者疑似传染病病人产生的生活垃圾，按照医疗废物进行管理和处置。

感染性废物——置于黄色医疗废物专用包装袋，收统一处理。由当地县级以上卫生局指定机构回收。

病理性废物——置于黄色医疗废物专用包装袋，收统一处理。由当地县级以上卫生局指定机构回收。

损伤性废物——置于黄色医疗废物专用包装袋（盒），由当地县级以上卫生局指定机构回收统一处理。

药物性废物——药剂科将临近到期、淘汰的药物，交由专门的机构处置。医疗卫生机构废弃的麻醉、精神、放射性、毒性等药品及其相关的废物的管理，依照有关法律、行政法规和国家有关规定、标准执行。

化学性废物——将临近到期的、未经活化的（原液）化学性药物，交由专门的机构处置。

第二节　医疗废物的管理

一、医疗废物的管理的原则

1. 全程化管理

医疗废物从产生、分类收集、密闭包装到收集、运转、储存、处置的整个流程应当处于严格的监控之下。

2. 实施集中处置

为推进实现医疗废物集中处置的进程，《医疗废物管理条例》中明确要求：各地区应当利用和改造现有固体废物处置设施和其他设施，对医疗废物集中处置能达到基本的环境保护和卫生要求。尚无集中处置设施或者处置能力不足的城市，自条例施行之日起，市级以上城市应当在 1 年内建成医疗废物集中处置设施；县级市应当在 2 年内建成医疗废物集中处置设施；在尚未建成医疗废物集中处置设施期间，有关地方人民政府应当组织制订符合环境保护和卫生要求的医疗废物过渡性处置方案，确定医疗废物收集、运送、处置方式和处置单位。

3. 分工负责

《医疗废物管理条例》中明确要求：医疗卫生机构作为医疗废物的产生单位，负责医疗废物产生后的分类收集管理：医疗废物集中处置单位负责从医疗废物产生单位收集转运到医疗废物集中处置地的存储和处置的管理，其他任何单位和个人不得从事上述活动，这样能够减少中间管理环节和医疗废物流失的机会，有利于监控和管理，责任明确。

二、医疗废弃物收集、运送、与暂时储存和处置

（一）收集

1. 医疗废物必须与医院废物（生活垃圾）严格分开

临床各科室必须将医疗废物和医院废物（生活垃圾）分开，不得混装。医疗废物禁止倒入生活垃圾内，不得随意在露天场所堆放。

2. 医疗废物必须按照类别分置

医疗废物必须按照类别分置于符合《医疗废物专用包装物、容器的标准和警示标识的规定》的包装物或者容器内。

（1）医疗废物应装于黄色，防渗漏、防破裂、防穿孔的包装物或容器内，并有盛装医疗废物类型的文字说明，如盛装感染性废物，应在包装袋上加注“感染性废物”字样。

（2）在盛装医疗废物前，应当对医疗废物包装物或者容器进行认真检查，确保无破损、渗漏和其他缺陷。

（3）盛装的医疗废物达到包装物或者容器的3/4时，应当使用有效的封口方式，使包装物或者容器的封口紧实、严密。

（4）包装物或者容器的外表面被感染性废物污染时，应当对被污染处进行消毒处理或者增加一层包装。

（5）盛装医疗废物的每个包装物和容器外表面应当有警示标识（图9－1）。在每个包装物、容器上应当系中文标签，中文标签的内容应当包括：医疗废物产生单位，产生日期，类别及需要的特别说明等。

3. 医疗废物必须分类收集

（1）感染性废物、病理性废物、损伤性废物、药物性废物及化学性废物不能混合收集。少量的药物性废物可以混入感染性废物，但应当在标签上注明。

（2）化学性废物中批量的废化学试剂、废消毒剂应当交由专门机构处置；批量的含有汞的体温计、血压计等医疗器具报废时，应当交由专门机构处置。

（3）医疗废物中病原体的培养基、标本和菌种、毒种保存液等高危险废物，应当首先在产生地点进行压力蒸汽灭菌或者化学消毒处理，然后按感染性废物收集处理。

（4）隔离的传染病病人或者疑似传染病病人产生的具有传染性的排泄物，应当按照国家规定严格消毒，达到国家规定的排放标准后方可排入污水处理系统；隔离的传染病病人或者疑似传染病病人产生的医疗废物应当使用双层包装物，并及时密封。

（5）各科室使用后的损伤性废物（如针头、刀片等）应直接投入专用利器盒。一次性注射器针筒和输液皮条直接投入包装袋内。

（6）放入包装物或者容器内的感染性废物、病理性废物、损伤性废物不得取出。

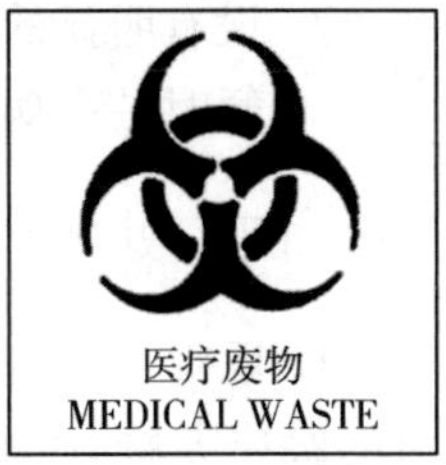

图9－1　医疗废物专用警示标识

临床科室将医疗废物装入有黄色警示标志及科室、年、月、日标

识的包装袋和锐器盒内后，在确保包装安全，密封无泄露的情况下，待医院专职人员统一上门收集、运送。科室未按照以上要求操作，专职人员有权拒收。

（二）运送

1. 医疗废物运送由专人负责，穿戴必要的防护用品，每天定点、定时、定路线用专用容器、封闭的转运车及时收集全院各科室医疗废物至内部指定的暂时贮存地点并做好交接、签收、登记工作。医疗卫生机构内医疗废物产生地点应当有医疗废物分类收集方法的示意图或者文字说明。

2. 运送人员在运送医疗废物前，应当检查包装物或者容器的标识、标签及封口是否符合要求，不得将不符合要求的医疗废物运送至暂时贮存地点。

3. 运送人员在运送医疗废物时，应当防止造成包装物或容器破损和医疗废物的流失、泄漏和扩散，并防止医疗废物直接接触身体。

4. 运送医疗废物应当使用防渗漏、防遗撒、无锐利边角、易于装卸和清洁的专用运送工具。

5. 每天运送工作结束后，应当对运送工具及时进行清洁和用2000mg/L含氯消毒剂擦拭消毒并做好登记。

6. 每月对消毒后运送工具和操作人员的手、围裙做微生物监测。

（三）暂时储存

医疗卫生机构应当建立医疗废物暂时贮存设施、设备，不得露天存放医疗废物；医疗废物暂时贮存的时间不得超过2天。医疗废物暂时贮存设施、设备应当达到以下要求：

1. 远离医疗区、食品加工区、人员活动区和生活垃圾存放场所，方便医疗废物运送人员及运送工具、车辆的出入；

2. 有严密的封闭措施，设专（兼）职人员管理，防止非工作人员接触医疗废物；

3. 有防鼠、防蚊蝇、防蟑螂的安全措施；

4. 防止渗漏和雨水冲刷；

5. 易于清洁和消毒；

6. 避免阳光直射；

7. 设有明显的医疗废物警示标识和“禁止吸烟、饮食”的警示标识；

8. 暂时贮存病理性废物，应当具备低温贮存或者防腐条件。

（四）处置

1. 医疗卫生机构应当将医疗废物交由取得县级以上人民政府环境保护行政主管部门许可的医疗废物集中处置单位处置。

2. 禁止医疗卫生机构及其工作人员转让、买卖医疗废物。禁止在非收集、非暂时贮存地点倾倒、堆放医疗废物，禁止将医疗废物混入其他废物和生活垃圾。

3. 不具备集中处置医疗废物条件的农村地区，医疗卫生机构应当按照当地卫生行政主管部门和环境保护主管部门的要求，自行就地处置其产生的医疗废物。自行处置医疗废物的，应当符合以下基本要求：

（1）使用后的一次性医疗器具和容易致人损伤的医疗废物应当消毒并作毁形处理；

（2）能够焚烧的，应当及时焚烧；

（3）不能焚烧的，应当消毒后集中填埋。

三、交接、登记和转运要求

1. 医疗卫生机构应当根据就近集中处置的原则，及时将医疗废物交由医疗废物集中处置单位处置。转交时依照危险废物转移联单制度填写和保存转移联单。

2. 医疗卫生机构和医疗废物集中处置单位，应当对医疗废物进行登记，登记内容应当包括医疗废物的来源、种类、重量或者数量、交接时间、处置方法、最终去向以及经办人签名等项目。登记资料至少保存3年。

3. 医疗废物转交出去后，应当对暂时贮存地点、设施及时进行清洁和消毒处理。

4. 医疗废物集中处置单位应当至少每2天到医疗卫生机构收集、运送一次医疗废物，并负责医疗废物的贮存、处置。

5. 禁止邮寄医疗废物。禁止通过铁路、航空运输医疗废物。有陆路通道的，禁止通过水路运输医疗废物；没有陆路通道必须经水路运输医疗废物的，应当经设区的市级以上人民政府环境保护行政主管部门批准，并采取严格的环境保护措施后，方可通过水路运输。禁止将医疗废物与旅客在同一运输工具上载运。禁止在饮用水源保护区的水体上运输医疗废物。

四、医疗废物意外事故的紧急处理预案管理

医疗卫生机构和医疗废物集中处置单位，应当采取有效措施，防止医疗废物流失、泄漏、扩散。如果发生医疗废物流失、泄露、扩散等意外事故时，应当采取医疗废物意外事故紧急处理管理措施：

1. 立即向后勤保障科、医院感染管理科、预防保健科、保卫科以及主管院长汇报，并遵循医疗废物管理制度，限制暴露者，限制环境影响。

2. 由后勤保障科、医院感染管理科、预防保健科、保卫科及相关科室组成调查小组，必要时请求上级主管部门协助。

3. 确定流失、泄露、扩散的医疗废物的类别、数量、发生时间、影响范围及严重程度。

4. 组织相关人员尽快对发生医疗废物流失、泄露、扩散的现场进行处理（按照国家卫生部颁布的《消毒技术规范》《中华人民共和国传染病防治法》的相关要求进行消毒处理）。

5. 对被医疗废物污染的区域进行处理时，尽可能封锁污染区域，疏散在场人员应当尽可能减少对病人、工作人员、其他现场人员及环境的影响。

6. 采取适当的安全处置措施，对泄漏物及受污染的区域、物品进行消毒或者其他无害化处理，采取适当措施，制止其继续溢出，必要时封锁污染区域，以防扩大污染；按需要对场地进行净化，消毒，通风等无害化处理。

7. 对感染性废物污染区域进行消毒时，消毒工作从污染最轻区域向污染最重区域进行，

对可能被污染的所有使用过的工具也应当进行消毒处理。

8. 工作人员应当做好自身防护并提供必要的医护措施。

9. 医疗卫生机构发生医疗废物流失、泄漏、扩散和意外事故时，应在48h内向上级主管部门和卫生局、监督所报告；造成1人以上死亡或者3人以上健康损害，需要对致病人员提供医疗救护和现场救援的重大事故时，应当在12h内报告；造成3人以上死亡或者10人以上健康损害，应当在2h内报告，并采取相应紧急处理措施。

10. 发生事故的部门协助做好调查，查清事故原因，总结教训，妥善处理事故；处理结束后由发生事故的部门写明事情经过，采取有效的防范措施预防类似事件发生。

第十章　护士职业防护

第一节　职业暴露与防护

一、职业暴露概念

职业暴露，是指由于职业关系而暴露在危险因素中，从而有可能损害健康或危及生命的一种情况。

医务人员职业暴露，是指医务人员在从事诊疗、护理活动过程中接触有毒、有害物质，或传染病病原体，从而损害健康或危及生命的一类职业暴露。可分为感染性职业暴露，放射性职业暴露，化学性（如消毒剂、某些化学药品）职业暴露及其他职业暴露。

医院感染性职业暴露，是医务人员在从事诊疗、护理活动时意外地被患者的血液等体内物质污染，或被患者血液等体内物质污染的针头、手术刀等锐利器械刺破自己的皮肤，而有可能导致感染性疾病发生的一类职业暴露。其必须具备两个要素，一是要有接触感染性暴露源的职业从事者，二是要有感染性暴露源。所谓感染性暴露源，目前国内外预防医学界普遍认为：所有患者的体内物质，如血液、腹膜液、胸膜液、滑液、脑脊液、心包液、精液、阴道分泌物和羊水、汗液、泪液、唾液、鼻分泌物、呕吐物、粪便、尿液等，都应视为有传染的物质，这些有可能传染的物质，就是最危险的感染性暴露源。

二、职业暴露的危险因素

1. 生物性或感染性危险因素

医院是病人高度聚集及病原微生物相对集中的地方，护理人员在各种操作中直接频繁接触病人及病人的体液、血液及分泌物，发生感染性疾病的几率高于普通人群。血源性病原体对护理人员最具危险性，其主要传播途径为经皮暴露和黏膜暴露，并且80%归因于针刺伤。

2. 化学性危险因素

护理人员每天接触各种清洁剂、消毒剂、废气、药品，这些物品均有着潜在的毒副反应，长期接触这些物品导致皮炎、哮喘、癌症等的危险性也被证实。特别是抗肿瘤药对人体的危害性最大。如护士在怀孕期间接触抗肿瘤药能引起自然流产和死胎。抗肿瘤药物对护士产生危害的途径主要有 3 种：①准备药物过程中含细胞毒性的气溶胶由呼吸道吸入；②药物接触皮肤直接吸收；③沾染后经口摄入。其中经皮肤暴露最普遍，手、前臂、前额皮肤暴露率占所有身体总暴露的 87%。

3. 物理性危险因素

对护理人员构成职业危害的物理因素主要包括放射线、各种辐射、噪声、粉尘、负重等。护理人员长时间的站立，体位相对固定，加上高度精神紧张，可引起肌肉劳损，局部血循环不良而发生腰酸背痛，并且护理人员下肢静脉曲张的发病率高于普通人群。

4. 社会心理性危险因素

护理人员以女性居多，因女性特有的生理、心理以及工作压力，经常面对死亡所引起的负性情绪，医院暴力、晚夜班等引起的护士心理压力和角色紊乱构成了护理人员职业危险因素的社会心理因素。

三、职业暴露的防护

自 1981 年 Mclormick 等学者首次报道了医务人员因职业原因感染人类免疫缺陷病毒以来，医务人员的职业暴露及防护开始受到关注。20 世纪 80 年代中期，美国疾病预防控制中心将普遍预防和体内物质隔离的许多特点进行综合形成了标准预防，并在传染病存在时按其传播途径采用空气、飞沫、接触隔离。经过 SARS 暴发流行期间的验证，实施“标准预防”是成功、有效、经济的预防职业暴露和医院感染控制的主要策略。

1. 标准预防

标准预防是基于患者的血液、体液、分泌物（不包括汗液）、排泄物、非完整皮肤和黏膜均可能含有感染性因子的状况，医务人员接触以上物质时采取的一组预防感染措施，包括手卫生以及根据预期可能的暴露选用手套、隔离衣、口罩、护目镜或防护面罩；也包括安全注射及穿戴合适的防护用品处理被污染的物品与医疗器械。（详见第五章第一节）

2. 个人防护用具的使用

（详见第五章第二节）

第二节　医务人员锐器损伤预防与处理

锐利器具是指各种医用的针、刀、剪、钉、安瓿玻璃片等。导致护士损伤的主要致伤因子是针头、安瓿玻璃碎片等。

一、锐器伤的预防

针刺伤是护理人员常见的职业事故，如不慎被污染的锐器刺伤或割伤可引起 20 余种血源性疾病的传播。因此，护士在操作过程中，要有职业安全防范意识，采取有效的预防措施，减少职业损伤。

1. 加强职业教育，提高防护意识

建立职业安全教育培训制度，了解掌握锐器伤流行病学知识，提高预防锐器伤的经验，增强自我防护意识，加强锐器伤的危害原因及防护对策的学习，包括锐器伤后的处理，报告制度，熟悉医疗锐器的安全使用标准，预防的措施。

2. 执行安全操作标准

应遵循预防针刺伤的有关规定和建议，掌握锐器和废弃物的正确处理方法。

（1）配药时，不徒手处理玻璃碎片；安瓿使用纱布包裹后再掰开。药物配制后使用的针头、安瓿直接放入利器盒内，做到谁使用谁处理；对不合作的病人做治疗时有他人协助。

（2）护理操作过程中，要保证充足的光线，并特别注意防止被针头、缝合针、刀片等锐器刺伤或划伤。操作中手持无针帽的注射器时，行动要特别小心，锐利面不要对准他人，以免刺伤别人或自己。操作后不用手直接解除使用后的针头、刀片，不给针头套帽，一定要套回时，运用单手法；安全处理使用过的针头，针头使用后直接丢弃到利器盒内，避免针头在治疗盘内作为废物处理时发生锐器伤。

（3）在工作繁忙或抢救病人时，要注意忙而不乱，相互配合工作，不粗心、不违反操作规程，规范操作行为，熟练操作技术。

（4）设计更安全的工具及方法。如静脉采血时使用真空试管并使用防护用具；要使用防刺防渗透的锐器盒，标识清楚醒目；采用先进的预防针刺伤的用具，使用带有保护设计的针头等。

二、锐器伤后的紧急处理

医务人员医疗锐器伤后，应严格按照医疗锐器伤处理流程进行处理（图10－1）。

1. 用肥皂液和流动水清洗污染的皮肤，用生理盐水冲洗黏膜。

2. 如有伤口，应当在伤口稍上方轻轻挤压，从伤口近心处向远心方向挤压，尽可能挤出损伤处的血液，再用肥皂液和流动水进行冲洗5min，受伤部位的伤口冲洗后，应当用消毒液，如：75%酒精或者0.5%碘伏进行消毒，并包扎伤口；被暴露的黏膜，应当反复用生理盐水冲洗干净。然后，填写《医疗锐器伤登记表》，报有关部门，做好登记，定期监测。

3. 如遇被乙肝病人或艾滋病病人用过的针头刺伤，除了上述处理方法外，还要立即注射免疫球蛋白，或注射相应的疫苗，如乙肝疫苗等。同时还要在当时，3个月及6个月时抽血化验有没有相应的表面抗原，然后，报有关部门，做好登记，定期监测（详见本章第三节）。

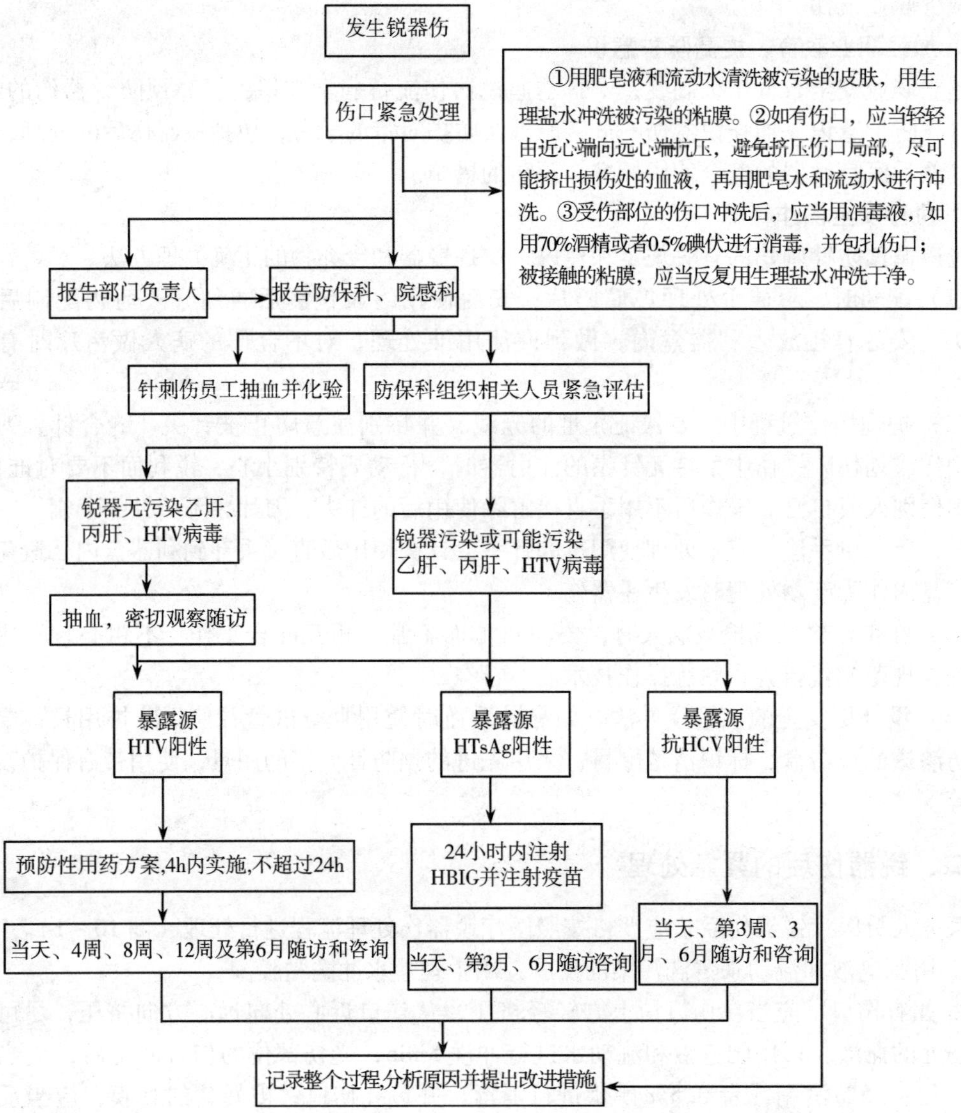

图 10－1　医院锐器伤处理操作流程图

第三节　血源性传播疾病的防护

在医护人员群体中，遭遇职业暴露几率最大的是护理人员（事故率为 63%），其次是临床医师（事故率为 14%），包括外科医师、实习生、牙科医师，再次是医疗技师、实验员（事故率为 10%）。经血液传播的疾病常见的有乙肝、艾滋病等。HBV 在乙型病毒肝炎病人血液中大量存在，每毫升血液中有近 1 亿个病毒微粒，而普通人群对 HBV 极易感。0.004mL 带有 HBV 的血液足以使受伤者感染 HBV。被 HCV 污染的锐器刺伤而感染 HCV 的比率为3%～10%。HIV病毒及其微小，形象地说，在一个标点符号里足以容下2.3亿个HIV病毒。一次污染锐器损伤引起艾滋病的可能为0.2%～0.5%。还有些疾病一次锐器损伤就可以传播。

一、危险因素

（一）高危操作

1. 常见与针刺有关的操作

（1）护士将使用过的锐器进行分离、浸泡和清洗，如将一次性医疗用品（注射器、输液器、输血器）等进行初步分类和处理、抽血后取下针头将血液注入试管等。

（2）将使用过的注射器或输液器针帽套回针头的过程中，容易导致针头刺伤操作者。

（3）对操作后污染的处理，也是护士被针刺的重要环节，尤其是替别人收拾残局的时候更是如此。如医师清创后，手术器械由未参加清创的护士来清理，而护士对于手术刀、手术探针等锐器的位置不了解，很容易导致刺伤。

（4）在工作中，将已使用过的输液器上的尼龙针及无针帽的注射器面向别人或自己造成误伤。

（5）将用过的注射器或其他锐器扔在不耐刺的容器中，如塑料袋，以致护士在处理这些医疗垃圾时，被针刺伤。

2. 处理血液、体液等操作

（1）未戴手套直接将血液、体液从一容器倒入另一容器。处理工作台面及地面、墙壁的血液、体液，处理工作台面及地面、墙壁污染的血液、体液时应先用0.1%漂白粉浸泡半小时，然后按常规进行处理。

（2）如在急诊科可能随时要救治大批外伤病人，而护士的手可能存在自己知道或不知道的破损。所以，可将手套备在固定而又随手可拿的地方，护士遇到可能要用手接触病人血液或体液时，可以随时戴手套。为防止病人的血液或体液污染自己的衣服，有条件者可使用不透水的隔离衣。

（3）在为病人实施心肺复苏时，应先清理病人口腔内的分泌物及血液，应尽量使用人工呼吸器代替口对口人工呼吸，或用设有过滤器的面罩辅助呼吸。急救用具，包括气管插管用具及面罩等，应经常保持清洁，非一次性用品用后应严格消毒。

二、安全防护措施

随着血液传播疾病越来越多，将有更多的护士面临血液体液传播疾病病人的临床护理工作。血液传播疾病病人需要护理，作为专业人员，应以同情、客观、迅速、有效的护理来帮助那些需要帮助的病人。但是，确实有护士在给血液体液传播疾病病人做治疗、护理时受到感染。医务人员被感染最主要的途径是被污染的针头或锐器刺破手指造成的，也有因破损的皮肤或非消化道黏膜如眼结膜、鼻黏膜、口腔黏膜接触病人的血液或体液造成的。所以，在临床护理工作中应采取必要的防护措施。

（一）综合性防护措施

1985 年，美国疾病控制中心（CDC）制定了综合性血液及体液预防措施以防止职业感染经血液传播疾病的策略。即假设所有病人均为经血液传播疾病感染者，在所有医护环境中，每当工作人员接触血液或深层体液（羊水、心包液、腹水、胸腔积水、关节液、脑脊液、精液及阴道分泌液），或任何明显被血液污染的体液时，均应遵照一套标准的预防措施，通过采取综合性防护措施，不但可以大大减少受感染的机会，更可以避免一些不必要的歧视或误会。这些措施包括：

1. 洗手

洗手是预防 HIV 传播最经济、方便、有效的方法。护士在接触病人前后、接触病人的排泄物、伤口分泌物和污染物品后都要洗手。洗手既是任何医疗、护理工作者接触病人前要做的第一件事，也是他们离开病人或隔离区要做的最后一件事。

洗手具体流程步骤：

（1）在流动水下使双手充分淋湿。

（2）取适量肥皂（皂液）均匀涂抹至整个手掌、手背、手指、指缝。

（3）按七步洗手法，每步认真搓揉双手至少 15s，应注意清洗双手所有皮肤、包括指尖和指缝。(详见第三章第一节)

（4）在流动水下彻底冲净双手，擦干，取适量护手液护肤。

2. 手的消毒

手的消毒比洗手有更高、更严格的要求。在医护人员的手接触到大量高度致病性的微生物后，为了尽快消除污染到手上的细菌，以保证有关人员不受感染，或防止致病菌在病人和工作人员之间扩散，必须进行严格的手消毒。

卫生手消毒方法：取适量醇类速干手消毒剂于掌心，并涂抹双手，揉搓至完全覆盖手部皮肤，直至手部干燥为止。

3. 戴手套

当护士预计到有可能接触到病人的血液、体液、分泌物、排泄物或其他被污染的物品时，应戴手套。因为一个被血液污染的钢针刺穿一层乳胶或聚乙烯手套，医护人员接触到的血液比未戴手套可能接触到的血液量低 50%（不合适）以上，所以在处理针头或被污染的器械时必须戴手套。在护理每位病人后要更换手套，防止护士变成传播 HIV 的媒介。手套发生撕裂、被针刺破或其他原因破损时应及时更换手套。操作完毕，应尽快脱去受血液或深层体液污染的手套。脱去手套后，即使手套表面上并无破损，也应马上清洗双手。

4. 戴口罩或防护眼罩

处理血液、分泌物、体液等有可能溅出液体时，应戴口罩和防护眼罩。这样可以减少病人的体液、血液等传染性物质溅到医务人员的眼睛、口腔里及鼻腔黏膜上。隔离效果较好的口罩是一种由特殊滤纸（过氯乙烯纤维）制成的高效过滤口罩，口罩只能使用一次，湿了就无阻菌效果。口罩应盖住口鼻部，不能挂在颈上反复使用。防护眼罩每次用后均应进行消毒处理。一般常规性护理 HIV 感染者不需要戴口罩或防护眼罩。

5. 穿隔离衣

在执行特殊手术或预料到衣服有可能被血液、体液、分泌物或排泄物污染时，应穿上隔离衣。

6. 标本的处理

标本容器应用双层包装并标记“小心血液/体液”字样，或其他适当警示，并放入坚固防漏的密封容器内以防溅出。

7. 废物的处理

污染的废弃物品，如病人用过的一次性医疗用品其他各种固体废弃物，应放入双层防水污物袋内，密封并贴上“危险”等特殊标记，然后送到指定地点，由专人负责焚烧。没有条件焚烧，可以先经过消毒后再抛弃。消毒可以用煮沸法，也可用次氯酸钠溶液或1%过氧乙酸。排泄物、分泌物等液体废物应倒入专用容器，然后用等量的含氯消毒剂混合搅拌均匀，作用60min以上，排入污水池。痰盂、便器、厕所等用5000mg/L有效氯溶液浸泡或刷洗。

8. 血液/体液溅出的处理

戴上手套，用一次性手巾或其他吸水性能好的物品清除剩余的血液或体液，用肥皂水和清水冲洗，再用消毒液（如漂白粉）消毒污染的表面。对大面积的溅出，应先用一次性毛巾盖住，然后用1%漂白粉浸泡10min，再按上述步骤处理。如有血液溅到嘴内，应用水反复冲洗口腔，用消毒溶液反复漱口：对溅在身上的血液，用吸水纸擦拭，再用去污剂洗涤，最后用消毒剂擦拭。

9. 处理针头其他尖锐物品

对针头、手术刀和其他尖锐物品应小心处理，避免针头或其他锐器刺伤。用过的针头不要重新套入针头帽，不要用手折断或折弯针头，不要从一次性注射器上取下针头。用过的带有针头的注射器、手术刀或其他锐器应放在坚固的容器内，转送到处理部门。

10. 其他防护

在抢救病人的过程中，工作人员应避免皮肤、黏膜接触血液、唾液等体液；尽量避免做口对口呼吸，宜用导管和复苏囊以及人工呼吸机进行抢救。

11. 记录与报告

护士应记录及报告所有与血液、深层体液接触的情况。

（二）高危操作的预防与处理

1. 针刺的预防与处理

（详见本章第二节）

2. 处理血液、体液等高危操作的预防与处理

（1）预防

①处理血液、体液等高危操作时要遵守综合性预防措施。②手套等防护用品要备在固定而又随手可得的地方。③为病人做心肺复苏时，应使用人工呼吸器，用设有过滤器的面罩辅助。

（2）处理

护士因处理病人血液、体液而被污染皮肤或黏膜后的处理同针刺的处理。

（三）阻断医院内血液体液传播疾病的感染途径

血液体液传播疾病不但可以通过医疗过程传染给医务工作者，还可以通过医院感染传染给其他病人。血液体液传播疾病病人可同室隔离，但若病人不能自理，或出血不能控制易造成环境污染者应单人隔离。采用红色标记。

1. 实行安全注射

WHO 对安全注射的定义是：对接受注射者无害，不使卫生保健人员因接触产生任何危险，注射器产生的废气物没有对社会构成危险。临床工作中应尽量做到安全注射，这就要我们尽量使用口服药物，在进行各种注射时，一定要用经过严格消毒的针头和注射器，有条件时最好使用一次性注射器，在进行预防接种时要坚持一人一针一管制度。

2. 器械使用前彻底消毒

各种医疗器械（如口腔科器械、接生器械、外科手术器械、内脏检查器械、针灸针等），凡接触病人血液、体液或有被病人血液污染的危险时，在使用前务必进行彻底消毒。

3. 保证安全供血

所有输血和血液制品、生物制品必须进行严格的相关检验。尽量避免不必要的输血，鼓励并实施无偿献血制度。血液的采集、使用和管理必须符合《中华人民共和国献血法》的要求。

4. 器官捐献必须合格

对器官捐献者（包括骨髓、角膜、皮肤、内脏、精子和卵子等）应进行相关检查，合格者方可捐献。

（四）医疗锐器伤或黏膜受血液或体液沾染之后血液监测流程

1. 乙肝表面抗原阳性者注意事项

（1）受伤人员表面抗原阳性、表面抗体阳性或核心抗体阳性不需注射疫苗或丙种球蛋白。

（2）受伤人员表面抗原阴性或表面抗体阴性，未注射疫苗的，24h 内注射丙种球蛋白，并注射疫苗。刺伤后 6 个月、一年监测肝功能和乙肝全套。

2. 丙肝抗体阳性病人需定期查抗体和肝功能

病人为丙肝抗体阳性者，3 个月后取血查丙肝抗体和肝功能。

3. 经职业性接触 HIV 的处理

①如果原病人的 HIV 抗体呈阳性或结果不详，伤者应尽快接受 HIV 抗体测试。②如果伤者 HIV 抗体呈阳性，说明伤者此前已感染 HIV。③如果伤者 HIV 抗体呈阳性，应于 24h 内服用齐多夫定（zidovudine，AZT）进行预防。对于危险性高的接触，如深层的创伤、利器上有可见到血迹、利器曾被置于原病人动脉或静脉中、原病人刚受感染或已进入末期 AIDS 等，即便时间延迟（如 1～2 个星期），仍应考虑服用 AZT。④伤者应于伤后 6 周、3

个月、6个月、12个月再进行血清HIV抗体检查，如果在伤后1~6个月血清HIV抗体检查转阳，则认为是职业感染。⑤被艾滋病病人用过的针头刺伤后应预防用药。依照国际《医务人员艾滋病病毒职业暴露防护工作指导原则》要求：医疗机构应当根据暴露级别和暴露源病毒载量水平对艾滋病病毒职业暴露人员实施评估及预防性用药方案。预防性用药方案分为基本用药程序和强化用药程序。基本用药程序为两种反转录酶制剂，使用常规治疗剂量，连续使用28天。强化用药程序是在基本用药程序的基础上，同时增加一种蛋白酶抑制剂，使用常规治疗剂量，连续使用28天。

第十一章 常见医院感染预防

医院是病人密集的场所，医院环境最容易被病原微生物污染，从而为疾病的传播提供了外部条件，促进医院感染的发生。医院感染是当前医学领域备受关注的问题之一，其特点是起病急不易控制，常呈爆发流行，有较高的发病率和病死率。因此，加强对院内感染的预防，落实各项制度和措施对降低院内感染的发生至关重要。

第一节 呼吸系统医院感染

呼吸系统医院感染包括上、下呼吸道感染及胸膜腔感染，以下呼吸道感染最常见，在我国占医院感染的第一位，在欧美发达国家占第二位，死亡率居首位。近年来由于鼻胃管、气管插管、气管切开等的广泛应用，发病率有增加的趋势。在严格遵守无菌技术操作原则，不断改善医院医疗条件的基础上，胸膜腔医院感染的机会降低。根据我国 2005 年医院感染现患率调查数据显示，下呼吸道医院感染率达 1. 94%。而在重点科室（ICU、内科呼吸、血液、神经以及外科系统的脑外、胸外、烧伤）等科室呼吸系统医院感染发生率更高。

一、诊断标准

呼吸系统医院感染诊断标准见表 11 - 1。

表 11 - 1 呼吸系统医院感染诊断标准

部位	临床诊断	病原学诊断	备注
上呼吸道	发热（≥ 38℃ 超过 2 天），并伴有鼻咽、鼻旁窦和扁桃腺等上呼吸道急性炎症表现	临床诊断基础上，分泌物涂片或培养可发现有意义的病原体微生物	必须排除普通感冒和非感染性病因（如过敏等）所致上呼吸道急性炎症

续表

部位	临床诊断	病原学诊断	备注
下呼吸道	1. 出现咳嗽、痰黏稠，肺部出现湿啰音，并有下列情况之一：①发热；②白细胞总数和嗜中性粒细胞比例增高；③X 线显示肺部有炎性浸润性病变 2. 慢性气道疾患者稳定期（慢性支气管炎伴或不伴阻塞性肺气肿、哮喘、支气管扩症）继发急性感染，并有病原学改变或 X 线胸片与入院时比较有明显改变或新病变。任何一项	1. 经筛选的痰液，连续两次分离到相同病原体 2. 痰细菌定量培养分离病原菌数≥10^6cfu/ml 3. 血培养或并发胸腔积液者的胸液分离到病原体 4. 经纤维支气管镜或人工气道吸引采集的下呼吸道分泌物病原菌数≥10^5cfu/ml；经支气管肺泡灌洗分离到病原菌数≥10^4cfu/ml；或经防污染标本刷、防污染支气管肺泡灌洗采集的下呼吸道分泌物到病原菌，而原有慢性阻塞性肺病包括支气管扩张者病原菌数必须≥10^3cfu/ml 5. 痰或下呼吸道采样标本中分离到通常破口大骂呼吸道定植的细菌或其他特殊病原体 6. 免疫血清学、组织病理学的病原学诊断证据	1. 痰液筛选的标准为痰液涂片镜检鳞状上皮细胞<10 个/低倍视野和白细胞>25 个/低倍视野或鳞状上皮细胞：白细胞≤1：2.5；免疫抑制和粒细胞缺乏患者见到柱状上皮细胞或锥状上皮细胞与白细胞同时存在，白细胞数量可以不严格限定。 2. 应排除非感染性原因如肺栓塞、心力衰竭、肺水肿、肺癌等所致的胸片改变。 3. 病变局部与气道者为医院感染气管、支气管炎；出现肺实质炎症（X 线显示）者为医院肺炎（包括肺脓肿），报告时需分别标明
胸膜腔	发热，胸痛，胸水外观呈脓性或臭味	1. 常规检查白细胞计数≥1000×10^6/L 2. 胸水培养分离到病原菌 3. 胸水普通培养无菌生长，但涂片见到细菌 注：① 胸腔积液发现病原菌，则不论胸腔积液性状和常规检查结果如何，均可作出病原学诊断 ②应强调胸腔积液的厌氧菌培养	1. 邻近部位感染自然扩散而来的胸膜腔感染，如并发于肺炎、支气管胸膜瘘、肝脓肿者为医院感染；诊断操作促使感染扩散则属医院感染。若肺炎系统医院感染，如其并发脓胸按医院感染肺炎报告，另加注括号标明脓胸 2. 结核性胸膜炎自然演变成结核性脓胸不属于医院感染 3. 病人同时有上呼吸道和下呼吸道感染时，仅报告下呼吸道感染

二、呼吸系统医院感染预防与控制

1. 重症监护病房的呼吸机相关肺炎

（1）气管插管及吸痰时的无菌操作；

（2）限制插管的留置时间；

（3）采用无创伤通气；

（4）呼吸机管路避免频繁更换；

（5）吸氧和雾化治疗使用无菌蒸馏水；

（6）采取必要的隔离防护，如医护人员操作及护理时必须戴口罩、手套；

（7）避免使用抗酸药和 H_2 受体阻滞剂，防止因碱化胃液后胃内菌群失调胃内细菌反流，误入肺，引起感染。

2. 内科病房

（1）限制使用影响意识的药物（如镇静剂，麻醉药），意识障碍的病人易发生吸入性肺炎；

（2）对于昏迷病人，给予侧卧位，病情允许时采取半卧位或头部抬高位护理；

（3）对于吞咽难者，避免口喂食；

（4）保持室内环境清洁，空气流通新鲜；

（5）在建造或改建房屋期间，要重点防止中性白细胞减少的病人或移植的病人暴露于有真菌孢子的环境中。

3. 外科病房

（1）麻醉时用的所有侵入性器械必须无菌；

（2）麻醉师在进行侵入性气管、静脉、硬膜外操作护理时必须戴手套和口罩，用于气管插管的一次性过滤器（单个病人使用）能有效预防由于通气设备引起的微生物在病人间的传播；

（3）术前物理治疗可预防慢性呼吸道疾病患者术后肺炎的发生，术前应指导患者有效咳嗽。

4. 神经科气管切开的病人

（1）无菌吸痰操作，并注意合适的间隔时间；

（2）呼吸机和其他器械的正确清洗和消毒；

（3）物理治疗有助于分泌物的引流。

附：预防医院机械性相关感染

一、呼吸机相关感染

呼吸机相关性肺炎（VAP）是指应用机械通气（MV）治疗48h后或停用机械通气拔除人工气道48h内发生的肺实质的感染性炎症。呼吸机是医院常用的呼吸困难病人辅助治疗设备，在临床救治急、危重有呼吸衰竭患者中发挥着不可替代的作用。呼吸机在积极抢救病人的同时也给病人带来医源性感染的危险，VAP是机械通气过程中常见的并发症之一，是一类严重的院内感染，其住院时间明显延长，医疗费用也随之明显提高。因此VAP也越来越受到医学界的重视。

（一）病原学

VAP病人的致病菌多以革兰阴性杆菌为主（60%），其中铜绿假单胞菌占第一位（24.4%），其后依次为变形杆菌属、大肠埃希菌、克雷白菌属鸡流感嗜血杆菌，革兰阳性菌占38%左右。值得注意的是近几年来革兰阳性菌感染的VAP发生率增长较快。耐甲氧西林金黄色葡萄球菌引起的VAP比例在上升。

在过去20年间，各种病菌也发生了一定程度的变化：①条件致病菌性增加，如鲍曼不动杆菌、洋葱假单胞菌、嗜麦芽窄食单胞菌以及肺炎支原体等；②约40%以上为多种病原体混合感染；③细菌耐药性增加、ICU机械通气病人较普通病人细菌耐药更为普遍。

肺炎发生的时间长短、既往住院病史及抗生素的使用等都是影响致病菌的重要因素，如大量使用第三代头孢菌素是导致肠杆菌增加的主要原因之一。一般在开始插管机械通气5天内，即早期发生VAP致病菌主要为肺炎球菌、流感嗜血杆菌、甲氧西林敏感葡萄球菌，类似于社区获得性肺炎病原菌，但铜绿假单胞菌占17%；而插管5天以后发生的肺炎，特别是先前使用过抗生素的病人，即所谓的迟发型VAP，其致病菌多为革兰阴性杆菌，以铜绿假单胞菌、大肠埃希菌、肠杆菌属、不动杆菌属、肺炎克雷白杆菌或耐甲氧西林金黄色葡萄球菌为主。

（二）呼吸机医院感染预防措施

1. 呼吸机管路应彻底消毒

通常用高效消毒剂2%戊二醛浸泡30min后用无菌蒸馏水冲洗后晾干备用。呼吸机管路多数研究认为7天更换1次为宜，频繁更换易引起感染。

2. 避免冷凝水误吸

随时将呼吸机管路低于与患者呼吸道的连接部位，集水杯随时处于低位，及时倾倒集水杯中冷凝水，使用人工鼻可以减少冷凝水的产生。

3. 及时更换过滤装置及过滤器

及时更换空气过滤装置或生物过滤器。

4. 减少与插管有关的感染

选择有氯己定，硫化银涂层的导管阻止细菌在管表面黏附增殖。主张选用高容量低压力的新型限压型气管导管，及声门下方可吸引的气管导管，可有效防止鼻咽腔分泌物的误吸。二次插管会增加肺炎的发生，除非气囊漏气，无需定期更换插管。经口插管较经鼻插管发生的肺炎为低。

二、气管插管和气管切开感染

气管切开及气管插管是急症手术，不仅可解除喉梗阻所致的呼吸困难，而且成为呼吸衰竭、呼吸骤停、下呼吸道异物、下呼吸道分泌物阻塞及口腔、鼻、喉、头颅手术的辅助治疗措施。但由于呼吸道屏障被破坏，呼吸道与外界直接相通以及导管对呼吸道黏膜的刺激和压迫，使呼吸道防御功能降低，由此引发的气管切开创口感染、溃疡性气管炎、气管食管瘘及下呼吸道感染成为气管切开的主要并发症。

（一）病原学

气管切开或气管插管相关感染的病原体有细菌、真菌及呼吸道传播的病毒，但其中以铜绿假单胞菌、肺炎克雷白杆菌、沙雷菌属及表皮葡萄球菌为主。

（二）流行病学

机械通气并发下呼吸道感染的发生率为7%～70%，病死率可高达50%。

1. 病原体来源

气管切开感染的病原体可来自于自身的皮肤、咽喉部及呼吸道菌群或原发感染灶，也可来自于被污染的导管系统、湿化装置、敷料、空气及医务人员手等外环境。

2. 感染途径

（1）口咽部定植下移

50% ~70% 健康人睡眠时口咽部的分泌物吸入下呼吸道。当吞咽咳嗽反射减弱或消失，如昏迷、留置胃管、气管切开者更易发生。口咽部细菌的来源，通常认为是来自于外环境。近年来有关定植菌与口咽部细菌关系的研究显示，胃内细菌的逆向定植可能是口咽部致病菌定植的重要传播途径。

（2）气溶胶吸入

除空气污染外，雾化器储水罐发生污染、带菌的雾粒可直接抵达终末支气管及肺泡。

（3）沿插管管壁与呼吸道的间隙移行

皮肤上定植有细菌，而且随住院时间延长及抗生素的应用不断发生交替。器官切口处皮肤及皮下组织损伤性渗出及水肿有利细菌的黏附、定植及沿管壁下移。

（4）直接污染呼吸道黏膜

气管切开后护理不当或吸痰未按严格无菌操作直接污染呼吸道黏膜。

3. 易感因素

气管切开或气管插管病人免疫功能低下，普遍易感，特别是呼吸系统有原发感染灶、粒细胞减少症、H_2 受体阻滞剂治疗的病人更容易发生。

（三）气管插管感染预防

1. 增加机体免疫功能

重症患者自身机体抵抗力较差，容易发生内源性感染，对于机械通气患者，可采用能迅速提高机体免疫活性的被动免疫法，输注高效价免疫球蛋白。早期静脉输注大剂量免疫球蛋白能降低气管插管相关肺部感染的发生率，并阻止肺部感染进一步发展。

2. 使用细菌病毒过滤器装置

人工气道丧失或降低了上呼吸道过滤细菌、病毒等致命病原体的功能。导致气管插管相关肺部感染发生率增高。细菌或病毒过滤器可以通过滤过膜的机械阻挡作用过滤和吸附呼吸管道上的病原微生物，达到替代上呼吸道的功能，从而降低相关肺部感染的发生。

3. 口咽消毒

机械通气患者病情重，防御功能受损，患者声门下分泌物积聚，在导管气囊周围细菌贮存、口咽部定植菌是并发肺部感染的重要途径，采用 3% 过氧化氢和 0.02% 呋喃西林液进行口腔擦拭，每 8 小时 1 次，可有效降低口咽部细菌寄居数，预防呼吸机相关肺炎的发生。在黏膜麻醉前，以 0.25% 的碘伏口腔含漱 2 次，在黏膜麻醉后，无菌棉签蘸 0.5% 碘伏（间隔 1min），3min 后再用碘伏棉签擦拭 1 遍，2min 后再行气管插管，均取得良好的效果。

4. 减少气道和消化道细菌的定植

选择性消化道去污染（SDD）是近年来进展较快和争论较多的问题之一。它是一种抗生素生态疗法，即应用适宜的抗生素选择性地清除患者口咽和胃肠道内的潜在致病微生物，保留能阻止细菌定植的正常专性厌氧菌，使患者肠道的定植抗力维持正常。多数研究显示，一方面，SDD 可以降低革兰阴性菌的定植，降低气管插管相关肺部感染的发生率，减少 ICU 平均住院率；另一方面，SDD 可增加致病菌的耐药性，可能导致多药耐药菌的暴发从而增加对耐药菌选择抗菌药物的压力。

5. 预防生物膜形成

越来越多的证据表明，气管插管表面形成的生物膜可作为一个细菌库，不断的向下呼吸道播散细菌，全身应用抗菌药物因为难于渗透进生物膜使得其疗效有限，渗透进生物膜的少量抗菌药物则可能导致出现耐药细菌的产生，并随之定植在患者的气道。

（四）气管切开感染预防

气管切开后并发呼吸道感染是威胁患者生命的主要因素之一，ICU 室的患者多危重，免疫功能低下。气管切开后呼吸道屏障被破坏，呼吸感染发生率高。为预防感染，护理工作中应该采用相应的措施：

1. 将气管切开的患者，安置在同一房间，专人负责，物品专用，注意无菌操作，对重症患者应单独护理，医护人员操作完毕后注意洗手和泡手以减少院内交叉感染；室内紫外线消毒 2 次/天，墙壁、床头柜、床、吸引器每周用 0.5%84 消毒液擦洗 2 次/天。

2. 密切观察患者呼吸道的变化，发现有呼吸困难现象时，如呼吸急促与喘息声等，应立即检查套管及呼吸道内有无阻塞，有无套管滑脱及压迫气管，注意创缘及套管内有无出血，皮下有无气肿或血肿，如发现出血，应警惕窒息，必须立即报告医师。

3. 病室内保持清洁、安静、空气新鲜，温度在 18～24℃，湿度应 60%～70%，气管切开套管口应覆盖双层生理盐水浸湿的纱布，以防止灰尘及异物吸入，并保持吸入空气有一定湿度，根据需要向气管内滴入抗生素液。

4. 痰液过多黏稠不易咳出者，给予气管滴液加以稀释，或给予雾化吸入，3 次/天，在每次吸痰前还可以用此滴液 1～3ml 作气管冲洗，滴入片刻后立即吸痰，避免误吸。

5. 经常改变体位，翻身并结合拍背，促进小支气管分泌物的排出，以预防肺部感染。

6. 在整个气管切开护理操作环节中，护士需要无菌操作，气管切开内套管浸泡清洗后煮沸消毒，2 次/天，清洗前将套管浸泡在 2% 戊二醛溶液中 30min，外套管一般 2～4 周更换 1 次，吸痰管严格执行一人一消毒，用后先用 0.5%84 消毒液浸泡 30min，清洗后再放入熏 24h；切口敷料及周围皮肤应保持干燥清洁，按无菌要求至少更换切口局部敷料 2 次/天，定时取标本做血培养及药敏试验，根据药敏结果，配合医师给予有效的抗生素治疗。

7. 保持口腔清洁，用含漱剂漱口，不能漱口者，应做口腔护理。

第二节　泌尿系统医院感染

一、诊断标准

泌尿系统医院感染包括有症状的泌尿道感染、无症状的菌尿症和其他泌尿系感染（表 11－2）。

表 11－2　泌尿系统医院感染诊断标准

诊断	常见症状或体征	实验室检查	备注
有症状的泌尿道感染	患者具有下述症状或体征，且无其他原因可以解释：尿急、尿频、尿痛，伴或不伴发热，耻骨上触痛或压痛、肾区叩痛。[1 岁或 1 岁以下的婴儿则表现为发烧（38℃）或低体温（＜36℃）、排尿困难、呕吐、呼吸暂停、心搏徐缓、昏睡]	（1）尿检白细胞男性≥5 个/高倍视野，女性≥10 个/高倍视野，插导尿管患者应结合尿培养。 （2）符合下述情况之一者： ①清洁中段尿或导尿留取尿液（非留置导尿）培养革兰阳性球菌菌数≥104cfu/ml、革兰阴性杆菌菌数≥105cfu/ml ②耻骨联合上膀胱穿刺留取尿液培养细菌菌数≥103cfu/ml。 ③新鲜尿液标本经离心应用相差显微镜检查（1×400），在 30 个视野中有半数视野见到细菌	①非导尿或穿刺尿液标本细菌培养结果为两种或两种以上细菌，需考虑污染可能，建议重新留取标本送检 ②尿道插管顶端的培养阳性不能作为泌尿道感染的诊断依据，尿液标本应规范采集及时接种。若尿液标本在室温下放置超过 2h，即使其接种培养结果细菌菌数≥104 或 105cfu/ml，亦不应作为诊断依据，应予重新留取标本送检。 ③影像学、手术、组织病理或其他方法证实的、可定位的泌尿系统（如肾、肾周围组织、输尿管、膀胱、尿道）感染，报告时应分别标明 ④婴儿的尿标本应膀胱穿刺抽吸而得，其他方法得出的结论不可靠 ⑤临床已诊断为泌尿道感染，或抗菌治疗有效而认定的泌尿道感染
无症状的菌尿症	患者无明显的临床表现和体征，但在近期（通常为 1 周）有内镜检查或留置导尿史	尿液培养革兰阳性球菌浓度≥104cfu/ml、革兰阴性杆菌浓度≥105cfu/ml	
	病人无明显的临床表现和体征，并且病人在第一次尿培养阳性之前 7 天内无插管史	两次尿培养得出同样的一种细菌且细菌数＞105cfu/ml	
其他泌尿系感染（肾、输尿管、膀胱、尿道或肾周围组织的感染）	病人有下述两种症状或体征而无其他原因可以解释：发烧（＞38℃）、局部疼痛或压痛［1 岁或 1 岁以下的婴儿有下述症状和体征如发烧（＞38℃）或低体温（＜36℃）、呕吐、嗜睡、呼吸暂停、心搏徐缓］	同时有下述条件之一者： ①从可疑的感染部位有脓液流出。 ②从血中分离的病原体与从可疑为感染部位分离的病原体一致。 ③特殊检查证实的感染如超声波、X 线、CT 扫描、核磁共振以及放射性同位素镓、锝扫描等图像。 ④临床医生诊断为肾、输尿管、膀胱、尿道或肾周围组织的感染	
	从体液（非尿）或感染组织中分离出病原体		
	病人有脓肿或其他感染症状或通过直接检查、外科手术或病理组织检查而证实的感染		

二、泌尿系统医院感染预防与控制

（一）一般措施

泌尿系统医院感染有许多因素，常与患者年龄、性别、生活方式、基础疾病、免疫力和其他健康状况等有关。

1. 避免各种易感因素，充分利用人体防御机制

日常生活中，尽量避免各种易感因素，充分利用人体的防御机制。

（1）指导患者坚持适量饮水

这是预防泌尿系统医院感染最实用有效的方法之一。肾脏排泄的尿液，对膀胱和尿道起着冲洗作用，有利于细菌的排出，每天适量饮水，2～3h排尿一次，能避免细菌在泌尿系统的繁殖，可降低泌尿系统医院感染的发病率。在疾病的发作或缓解阶段，每天适量饮水，亦有利于疾病的恢复，饮茶水或淡竹叶代茶饮也有一定的预防作用。

（2）注意患者个人卫生

女性阴部及尿道口寄居着大量细菌，是发生泌尿系统感染的先决条件。因此，要经常注意患者阴部的清洁，指导其勤洗澡，不使用池浴或盆浴，勤换内裤。对女婴患儿要勤换尿布。

2. 尽量避免使用尿路感染器械和插管

尿路器械易把尿道远端的细菌带入膀胱和上尿路，尿路插管后易发生持续性菌尿，应尽量避免使用。

（1）可根据病情评估，优先选择非侵入操作式导尿，如外阴、阴茎套引流法，对于急性动力性梗阻病人，可使用针灸、纠正电解质失衡、减少麻醉后肌松药残留等，以促进梗阻解除。

（2）在尿路器械使用48h后，宜作尿培养，以观察是否发生尿路感染。使用尿路器械检查之前，已经有细菌尿的病人，宜先控制感染；虽无细菌尿，但以前曾有反复发作的尿路感染史或有尿路异常者，在尿路检查或前后48h宜服用抗生素以预防感染。

3. 去除慢性感染因素

糖尿病、慢性肾脏疾病、高血压等多种慢性疾病，全身抵抗力低，易发生泌尿系统感染，因此，对住院患者有上述疾病者应给予积极治疗，这是预防和治疗泌尿系统医院感染的重要环节。

4. 提高机体抗病能力

注意患者饮食营养，适当进行身体锻炼，提高机体抗病能力。

（二）导尿管相关泌尿系统感染预防与控制

1. 概述

导尿管相关泌尿系统感染是指患者置入导尿管后或拔除导尿管48h内，发生的泌尿系统感染，其感染方式主要为逆行性感染，它是医院感染中最常见的感染类型之一。导尿管相关泌尿系统感染的危险因素主要包括患者方面和导尿管置入与维护方面。患者方面的危险因素主要是：患者年龄、性别、基础疾病、免疫力和其他健康状况等。导尿管置入与维护方面的危险因素主要是：导尿管置入方法、导尿管留置时间、导尿管护理质量和抗菌药物临床使用等。相关的护理问题有女性、高龄、肝肾功能不全、糖尿病、糖皮质激素应用；留置时间过长、尿道黏膜损伤出血、导尿管装置无菌技术不良、引流袋内细菌滋生；未接受系统抗菌药物治疗、导尿管口附近病原菌滋生、非感染性泌尿道疾患（肾输尿管结石、前列腺肥大）等。

2. 导尿管相关尿路感染预防和护理要点

（1）留置导尿管的适应证与禁忌证

严格掌握留置导尿的适应证与禁忌证，减少不必要插导尿管及不必要延长留置时间。

适应证：①解除尿路阻塞；②神经元性膀胱功能失调和尿潴留；③泌尿道手术或生殖道手术的病人；④危重病人需要准确记录尿量。

禁忌证：包括急性尿道炎，急性前列腺炎，急性附睾炎，月经期等。

（2）置管前护理

①严格掌握留置导尿管的适应证，避免不必要的留置导尿。②仔细检查无菌导尿包，如过期、外包装破损、潮湿，不应使用。③根据患者年龄、性别、尿道情况选择合适的导尿管类型。④对留置导尿患者，应采用密闭式引流装置。

（3）置管时护理

①严格遵循无菌操作技术原则留置导尿管，动作要轻柔，避免尿道黏膜损伤。②医务人员遵照《医务人员手卫生规范》，洗手和手消毒后，戴无菌手套实施导尿术。③正确铺无菌巾，避免污染尿道口，保持最大的无菌屏障。④充分消毒尿道口，防止污染。要使用合适的含碘消毒剂棉球消毒尿道口及其周围皮肤黏膜，棉球不能重复使用。男性：先洗净包皮及冠状沟，然后自尿道口、龟头向外旋转擦拭消毒。女性：先按照由上至下，由内向外的原则清洗外阴，然后清洗并消毒尿道口、前庭、两侧大小阴唇，最后会阴、肛门。⑤置管过程中，指导患者放松，协调配合，操作者动作要轻柔，避免尿道黏膜损伤。

（4）置管后护理

①妥善固定尿管，保证集尿袋高度低于膀胱水平，防止逆行感染。②保持尿液引流装置密闭、通畅和完整，并及时清空集尿袋中尿液。③留取尿标本时，可以从集尿袋中采集，避免打开导尿管和集尿袋的接口。但此法采集的标本不能用于普通细菌和真菌学检查。④疑似导尿管阻塞时不得冲洗，应立即更换导尿管；导尿管不慎脱出或无菌、密闭留置导尿装置破坏时，应当立即更换导尿管。⑤不应常规使用含消毒剂或抗菌药物的溶液进行膀胱冲洗或灌注以预防尿路感染。患者出现尿路感染时，在使用抗菌药物治疗前，应当先更换导尿管。⑥保持尿道口清洁，日常用肥皂和温水清洁即可，但大便失禁的患者清洁后还应当进行消毒。患者沐浴或擦身时应注意对导管的保护，不应把导

管浸入水中。⑦长期留置导尿管患者，不宜频繁更换导尿管。建议更换导尿管频率为1次/2周、普通集尿袋2次/周、精密集尿袋1次/周。⑧评估留置导尿的必要性，尽可能缩短留置导尿管时间，不需要时尽早拔除导尿管。⑨定期进行菌尿症监测，每周常规做一次尿常规检查，如疑有泌尿系统感染时应及时采集标本进行尿常规和细菌培养，评估感染发生，为诊治泌尿感染提供依据。⑩定时进行膀胱功能训练：指导患者自行控制，当有尿意时放开尿管，流尽尿液后再夹闭尿管，如此反复以训练膀胱收缩功能，促进及早拔管。

（5）留置导尿管宣教

①饮水的重要性。②引流袋的位置不高于膀胱水平，导尿管不能返折、阻塞；以及放尿的方法。③保持床单位、衣物、皮肤清洁重要性。④异常情况的观察，如尿液颜色或混浊度、量的发生变化时应及时报告医护人员。⑤注意手卫生。

第三节　血液系统医院感染

血液系统感染主要是通过输血而形成的相关感染，目前，随着临床用血的广泛使用，与输血相关的感染已成为日益威胁住院病人健康的严重问题，根据我国2005年医院感染现患率调查数据显示，败血症医院感染率为0.10%。

一、诊断标准

血液系统医院感染诊断标准见表11－3。

表11－3　血液系统医院感染诊断标准

部位	临床诊断	病原学诊断	备注
血管相关性感染	①静脉穿刺部位有脓液排出，或有弥散性红斑（蜂窝组织炎的表现） ②沿导管的皮下走行部位出现疼痛性弥散性红斑并除外理化因素所致 ③经血管介入性操作，发热＞38℃，局部有压痛，无其他原因可解释 符合任何一条	导管尖端培养和血液培养分离出有意义的病原微生物	①导管管尖培养其接种方法应取导管尖端5cm，在血平板表面往返滚动一次，细菌菌数≥15cfu/平板即为阳性 ②从穿刺部位抽血定量培养，细菌菌数≥15cfu/ml，或细菌菌数相当于对侧同时取血培养的4～10倍；或对侧同时取血培养出同种细菌。

续表

部位	临床诊断	病原学诊断	备注
败血症	发热 > 38℃或低体温 < 36℃，可伴有寒战，并合并下列情况之一： ①有入侵门户或迁徙病灶； ②有全身中毒症状而无明显感染灶； ③有皮疹或出血点、肝脾肿大、血液 性粒细胞增多伴核左移，且无其他原因可以解释。 ④收缩压低于 12kPa (90mmHg)，或较原收缩压下降超过 5.3 kPa（40mmHg）	在临床诊断基础上，符合下述两条之一即可诊断 ①血液培养分离出病原微生物 ②备注中检测到病原体的抗原物质	①入院时有经血液培养证实的败血症，在入院后血液培养又出现的非污染菌，或医院败血症过程中又出现新的非污染菌，均属另一次医院感染败血症 ②血液培养出现常见皮肤菌，如类白喉杆菌，肠杆菌，凝固酶阴性葡萄球菌、短棒菌苗等，需不同的时间采血，有两次或多次培养阳性 ③血液中发现在闰原体抗原物质，如流感嗜血杆菌、肺炎链球菌、乙种溶血性链球菌，必须与症状、体征相符，且与其他感染部位无关 ④血管相关败（菌）血症属于此条，导管相关动静脉计入心血管感染 ⑤血培养有多种菌生长，在排除污染后可复数菌败血症
输血相关感染常见有病毒性肝炎（乙、丙、丁、庚型等）、艾滋病、巨细胞病毒感染、疟疾、弓形体病等		必须同时符合下述有三种情况才可诊断。 ①从输血至发病，或从输血至血液中出现病原疫学标志物时间超过该病原体感染的平均潜伏期。 ②受血者受血前从未有过该种感染，免疫学标志物阴性。 ③证实供血员血液存在感染性物质，如血中查到病原体、免疫学标志物阳性、病原 DNA 或 RNA 阳性等。临床诊断基础上，符合下述四条之一即可诊断。 ①血液中找到病原体。 ②血液特异性病原体抗原检测阳性，或其血清在 IgM 抗体效价达到诊断水平，或双份血清 IgG 呈 4 倍升高。 ③组织或体液涂片找到包涵体 ④病理检验证实	①病人可有症状、体征，也可仅有免疫学改变。 ②艾滋病潜伏期长，受血者在受血后 6 个月内可出现 HIV 抗体阳性，后者可作为初步诊断依据，但需进一步进行确证试验。

二、血液系统医院感染预防与控制

（一）预防血管相关性感染的措施

1. 静脉导管医院感染预防与护理

（1）正确选择导管：经研究不锈钢针头导管感染的机会小于塑料导管。但不锈钢针头只适用于外周浅静脉，且易致血管痉挛而影响补液速度，所以医院大多采用聚乙烯塑料导管、硅导管或涤纶套静脉管。

（2）导管插入不易过深，一般以插入 3 ~ 5mm 即可，留置时间与感染率的高低呈正相关，马以应及时更换或拔除导管。

（3）正确选择插管部分，皮肤穿刺法感染低于皮肤切开插入法；上腔静脉系统置管感染低于下腔静脉系统置管；老年人或伴有血管性疾病及长期卧床者，易并发下肢血管置管感染，其感染率高于颈部血管和锁骨下血管。

（4）紧急置管感染高于择期置管，故非紧急情况下应选择择期置管。

（5）熟练的操作技巧可有效减少感染。

（6）严格无菌操作，减少皮肤入口处微生物的侵入；操作前应认真洗手、戴口罩，必要时如作中心静脉穿刺插管或静脉切开时应戴无菌手套，导管入口处应远离创面，置管处皮肤应认真准备。严密消毒，置入导管要妥善固定，防止滑动，置管后导管入口部分应保持干燥，并每天进行清洁消毒，最好选用透明敷料敷盖，以便局部观察。一般应每 2 天更换一次敷料。

（7）为避免液体污染应现用现配。静脉营养液的配置应在无菌室或层流洁净工作台进行。放置时间不宜超过 24h，输液时间最好在 24h 内完成。输液器应及时更换。

（8）加强局部观察、及时更换和拔除感染导管，并进行细菌培养和药敏试验。一旦感染应积极进行局部和全身治疗。

2. 导管相关性感染的预防措施

导管相关性感染的预防措施包括：①避免导管插入，除非有医学指证；②导管插入和护理要保持高水平无菌状态；③尽可能限制导管留置时间；④输液应该在用前即刻准备，注意无菌操作；⑤对专管插入和护理的人员进行培训。血管导管感染还应采取特殊措施：

（1）预防周围血管导管感染的措施

①所有导管护理前必须洗手，采用卫生洗手或消毒剂擦手；②用消毒溶液清洗和消毒插管部位的皮肤；③输液管更换频率不要超过导管，除非在输血或输脂肪乳剂后停止输液时才更换；④不必常规更换敷料；⑤如果局部发生感染或静脉炎，应立即拔除导管。

（2）预防中心血管导管感染的措施

①使用消毒溶液清洁插管部位；②不要在插管部位应用溶剂或抗微生物软膏；③插管时，必须戴口罩、帽子、无菌手套和穿隔离衣；④插入导管和随后的放置导管敷料，要求预先外科洗手或消毒剂擦手；⑤执行操作时应遵守正确的无菌技术，包括消毒插孔和管口的外表面时；⑥输液管的更换频率不要超过每 3 天 1 次，然而在输血、血制品、脂肪乳剂后以及

停止灌注时，更换输液管是必要的；⑦更换输液管时也更换敷料，并严格遵守外科无菌技术；⑧使用无菌纱布或透明敷料覆盖导管部位；⑨怀疑感染时，不能回放导引线；⑩增加导管的管腔数量会增加感染的危险性，如有可能，尽量使用单腔导管。

（二）预防败血症的措施

医院败血症源于血管相关性感染，病死率较高。目前医院败血病的发病率在日益增加，特别是某些病原菌，如多重耐药菌中的凝固阴性葡萄球酶和念珠菌。这些感染可以发生在血管装置插入部位的皮肤或导管路径的皮下（隧道感染），定植于血管导管的微生物可以引起菌血症而不出现肉眼可见的外部感染。皮肤常贮菌或暂居菌是感染的主要来源。导致败血症的危险因素主要是导管插入的持续时间，插管时的无菌水平和置入的导管。预防血管导管相关性感染是预防医院败血症的主要措施。

（三）预防输血相关感染的措施

1. 行政管理

政府加强对献血者的管理，提倡无偿献血。各级卫生行政机构遵循卫生部要求，对采供血机构加强管理，做到统一规划采血、供血机构；统一血源管理；统一采供血和合理用血。

2. 规范临床输血

国际输血安全的重点已从采供血机构转移到医院临床输血。临床上降低输血相关感染的最直接有效方法则是节约用血，规范用血，提倡成分输血和自体输血。

3. 筛选献血者

详细了解献血者病史、生活习惯及治疗史等，排除高温作业者献血，对献血人员进行相关的血清学检查，如 HBsAg、抗 HIV－1/2 及梅毒血清学检查等。

4. 对血液和血制品的灭菌和病毒灭活处理

处理方法主要由物理方法、化学方法及物理－化学联合方法。在疟疾流行区，使用的4℃保存 2 周以上的血液，能有效防止输血疟疾的发生。

5. 保护易感人群

对经常接受输血或血制品的病人接种乙型肝炎疫苗，肌肉注射免疫球蛋白。对于医务人员要做好自我防护，防锐器伤。在疟疾盛行区，受血者可接受全程抗疟治疗。对于低体重儿、免疫缺陷患者及器官移植病人，均需提供 CMVIgM 抗体（－）的血液或静脉注射 CMV 免疫球蛋白。对于由于误输感染性血液者应及时进行针对性治疗和处理。

6. 保护献血者

限制献血者献血次数，两次输血至少应间隔 6 个月。

7. 其他

使用一次性注射器和输血输液器材，用后进行无害化处理。

附：血液透析感染的预防与护理措施

一、血液净化中心的空气消毒

净化中心每日紫外线照射>2h，照射后及时记录；地面和工作台用1000mg/L有效氯拖地和擦拭。

二、消毒液质量监测

每天必须对使用2%戊二醛消毒液浓度进行监测，用合格的戊二醛化学指示监测使用中消毒液的有效浓度是否符合要求，记录监测结果备查。

三、加强健康宣教

1. 引导血透析患者治疗中保持安静睡眠状态，透析治疗中不饮水、不进食。
2. 鉴于患者易发生呼吸道感染，嘱患者保持呼吸道通畅，指导有效咳嗽，咯痰方法，及时祛痰、排痰。
3. 引导患者家属将血透患者治疗中的生活垃圾和排泄物分类存放在指定的存放袋中。

四、手的清洗和消毒

据报道医务人员手革兰阴性杆菌携带率为20%～30%，25%普通医院护士的手可分离到金黄色葡萄球菌。手的清洗和消毒是预防医院感染最方便经济的方法（详见第三章）。

五、严格执行无菌操作规程

操作中必须穿工作服，戴口罩、帽子等，尽量做到“轻、快、稳、准”，避免血液飞溅污染或锐器刺伤，防止医务人员职业暴露。

六、一次性使用医疗器械管理

工作人员将使用后的各种血液透析器，血液滤器、体外循环路，穿刺针、中心静脉插管等一次性医疗用品分类放置，并按原则予以销毁。

第四节　消化系统医院感染

我国医院感染诊断标准（试行）中将消化系统医院感染与腹部感染一并罗列，包括感染性腹泻、胃肠道感染、抗菌药物相关性腹泻、病毒性肝炎、腹（盆）腔内的组织感染和腹水感染等。本章重点讨论感染性腹泻和抗菌药物相关性腹泻。

一、诊断标准

消化系统医院感染与腹部感染诊断标准见表 11 －4。

表 11 －4　消化系统医院感染与腹部感染诊断标准

感染部位	临床诊断	病原学诊断	说 明
感染性腹泻	符合下述之一即可诊断： ①急性腹泻，粪便常规镜检白细胞≥10 个/高倍视野 ②急性腹泻，或伴发热、恶心、呕吐、腹痛等 ③急性腹泻每天 3 次以上，连续 2 天，或 1 天水泻 5 次以上	临床诊断基础上，符合下述四条之一即可诊断： ①粪便或肛拭子标本培养出肠道病原体 ②常规镜检或电镜直接检出肠道病原体 ③从血液或粪便中检出病原体的抗原或抗体，达到诊断标准 ④从组织培养的细胞病理变化（如毒素测定）判定系肠道病原体所致	①急性腹泻次数应≥3 次/24h ②应排除慢性腹泻的急性发作及非感染性因素如诊断治疗原因、基础疾病、心理紧张等所致的腹泻
胃肠道感染	患者出现发热（≥38℃）、恶心、呕吐和（或）腹痛、腹泻，无其他原因可解释	临床诊断基础上，符合下述三条之一即可诊断： ①从外科手术或内镜取得组织标本或外科引流液培养出病原体 ②上述标本革兰染色或氢氧化钾浮载片可见病原体、多核巨细胞 ③手术或内镜标本显示感染的组织病理学证据	
抗菌药物相关性腹泻	近期曾应用或正在应用抗生素，出现腹泻，可伴大便性状改变如水样便、血便、黏液脓血便或见斑块条索状伪膜，可合并下列情况之一： ①发热≥38℃ ②腹痛或腹部压痛、反跳痛 ③周围血白细胞升高	临床诊断基础上，符合下述三条之一即可诊断： ①大便涂片有菌群失调或培养发现有意义的优势菌群 ②如情况许可时作纤维结肠镜检查见肠壁充血、水肿、出血，或见到 2mm －20mm 灰黄（白）色斑块伪膜 ③细菌毒素测定证实	①急性腹泻次数≥3 次/24h ②应排除慢性肠炎急性发作或急性胃肠道感染及非感染性原因所致的腹泻
病毒性肝炎	有输血或应用血制品史、不洁食物史、肝炎接触史，出现下述症状或体征中的任何两项并有肝功能异常，无其他原因可解释 ①发热　②厌食 ③恶心、呕吐 ④肝区疼痛　⑤黄疸	在临床诊断基础上，血清甲、乙、丙、丁、戊、庚等任何一种肝炎病毒活动性标志物阳性	应排除非感染性病因（如：α1 －抗胰蛋白酶缺乏、酒精、药物等）和胆道疾病引起的肝炎或损害

续表

感染部位	临床诊断	病原学诊断	说 明
腹（盆）腔内组织感染	包括胆囊、胆道、肝、脾、胰、腹膜、膈下、盆腔、其他组织或腔隙的急性感染，含持续腹膜透析继发性腹膜炎 具有下列症状、体征中任何两项，无其他原因可以解释，同时有检验、影像学检查的相应异常发现 ①发热38℃。 ②恶心、呕吐 ③腹痛、腹部压痛或反跳痛或触及包块状物伴触痛 ④黄疸	在临床诊断基础上，符合下述两条之一即可诊断 ①经手术切除、引流管、穿刺吸引或内镜获取的标本检出病原体 ②血培养阳性，且与局部感染菌相同或与临床相符	①应排除非生物因子引起的炎症反应及慢性感染的急性发作 ②原发性脏器穿孔所致的感染不计为医院感染
腹水感染	腹水原为漏出液，出现下述两条之一即可诊断： ①腹水检查变为渗出液 ②腹水不易消除，出现腹痛、腹部压痛或反跳痛。腹水常规检查白细胞 $>200\times10^6/L$，中性粒细胞 $>25\%$	临床诊断基础上，腹水细菌培养阳性	

二、消化系统医院感染预防与控制

消化系统感染包括感染性腹泻、抗菌药物相关性腹泻、腹水感染等。本节就感染性腹泻和抗菌药物相关性腹泻的预防与控制进行重点阐述。

（一）感染性腹泻

1. 感染源

主要是病人，其次为病人家属、探视者和医务人员的带菌者。总体上发病率居首位的是细菌性痢疾及轮状病毒感染，第二位是肠致泻性大肠埃希菌感染，第三位是空肠弯曲菌及沙门菌属感染。细菌性食物中毒也可引起腹泻。夏季多为细菌感染，秋冬季以病毒感染为主。

2. 易感因素

普遍易感，特别是免疫缺陷宿主，如营养不良儿童、胃酸缺乏者等。因疾病本身以及各种治疗措施使免疫功能降低。

3. 预防与控制措施

（1）加强饮食卫生宣传。

（2）病人、家属、医院工作人员有效的洗手是控制感染性腹泻最有效、最简单的措施。

（3）按《中华人民共和国卫生法》严格管理医院营养食堂，避免食品被污染。

（4）加强对感染性腹泻患者的隔离，并要对其排泄物、容器等严密消毒，做好随时消毒和终末消毒。

（5）新生儿室、母婴室、儿科是感染性腹泻暴发的高危科室，应严格进行管理。特别要防止奶及奶制品及其容器污染引起的暴发流行。

（6）医务人员、食堂工作人员、配膳员等一旦出现急性腹泻，应立即暂时调离与食物及与病人直接接触的岗位，直至临床症状消失，二次粪便培养阴性（间隔 24h 以上）方可恢复原工作。

（7）一旦发生感染性腹泻的暴发流行，应立即进行流行病学调查及管理。对病人及可疑者进行隔离和医学观察，积极治疗病人，对污染环境和可疑传播途径进行消毒处理，特别要做好手的清洁与消毒，采取保护易感人群等综合性防治措施。

（二）抗菌药物相关性腹泻

抗菌药物相关性腹泻是由于艰难芽孢梭菌引起的一种肠炎，表现为假膜性肠炎和腹泻。

1. 感染源

病人及无症状的带菌者。艰难芽孢梭菌是肠道正常菌群，可以在环境中长期存活，被食入人体后亦能在胃酸中存活。

2. 易感因素

长期应用抗菌药物是主要的易感因素。胃肠道操作、应用肠蠕动抑制药、老年人，免疫机制受损的病人是易感因素的重要方面。

3. 预防与控制措施

（1）合理应用抗菌药物

加强用药过程的监测，选择抗菌药物应从感染的病原学诊断、抗菌药物的抗菌谱和活性、不良反应等多方面综合考虑，切忌乱用、滥用。用药过程中密切观察，一旦出现腹泻即应警惕，及早诊断和治疗。

（2）控制传染源和切断传播途径

确诊病人特别是细菌学阳性病人应当隔离，积极治疗，消灭传染源。对于可能导致传播和污染的各种途径均应采取措施，加以防范。如病人粪便、衣物、被褥和床垫都应采取消毒灭菌措施。医务人员洗手是防治传播的重要环节。

（3）消除相关危险因素

免疫抑制和患严重基础疾病病人以及老年人等属易感人群，而肠道操作和不合理用药改变了胃肠张力和内环境会增加发病危险性。因此，临床在处理这些病人时应尽量减少和避免相关危险因素，改善病人基础状况。

（4）积极有效治疗病人

停用一切相关的抗菌药物。如果基础感染性疾病需要继续使用抗菌药物，则应加用针对艰难芽孢梭菌的抗菌药物万古霉素。

第五节　外科手术部位医院感染

手术部位感染是100多年前外科医师所面临的三大困难问题之一。据我国2005年医院感染现患率调查数据显示，手术部位医院感染率为0.46%。不同手术部位医院感染发生率不尽相同，且存在很大差异。

一、诊断标准

外科手术部位医院感染诊断标准见表11－5。

表11－5　外科手术部位医院感染诊断标准

感染部位	临床诊断	病原学诊断	说明
表浅手术切口感染	仅限于切口涉及的皮肤和皮下组织，感染发生于术后30天内。具有下述两条之一即可诊断： ①表浅切口有红、肿、热、痛，或有脓性分泌物 ②临床医师诊断的表浅切口感染	临床诊断基础上细菌培养阳性	①创口包括外科手术切口和意外伤害所致伤口，为避免混乱，不用“创口感染”一词，与伤口有关感染参见皮肤软组织感染诊断标准 ②切口缝合针眼处有轻微炎症和少许分泌物不属于切口感染 ③切口脂肪液化，液体清亮，不属于切口感染
深部手术切口感染	①从深部切口引流出或穿刺抽到脓液，感染性手术后引流液除外 ②自然裂开或由外科医师打开的切口，有脓性分泌物或有发热≥38℃，局部有疼痛或压痛 ③再次手术探查、经组织病理学或影像学检查发现涉及深部切口脓肿或其他感染证据 ④临床医师诊断的深部切口感染	临床诊断基础上，分泌物细菌培养阳性	无植入物手术后30天内、有植入物（如人工心脏瓣膜、人造血管、机械心脏、人工关节等）术后1年内发生的与手术有关并涉及切口深部软组织（深筋膜和肌肉）的感染

续表

感染部位	临床诊断	病原学诊断	说明
器官（或腔隙）感染	无植入物手术后30天、有植入物手术后1年内发生的与手术有关（除皮肤、皮下、深筋膜和肌肉以外）的器官或腔隙感染。 符合上述规定，并具有下述三条之一即可诊断。 ①引流或穿刺有脓液。 ②再次手术探查、经组织病理学或影像学检查发现涉及器官（或腔隙）感染的证据。 ③由临床医师诊断的器官（或腔隙）感染。	临床诊断基础上，细菌培养阳性。	①临床和（或）有关检查显示典型的手术部位感染，即使细菌培养阴性，亦可以诊断。 ②手术切口浅部和深部均有感染时，仅需报告深部感染。 ③经切口引流所致器官（或腔隙）感染，不须再次手术者，应视为深部切口感染。

二、手术部位医院感染预防与控制

（一）感染源

1. 内源性感染

病人的皮肤、口腔、消化道、呼吸道、泌尿生殖道中存在正常菌群，可通过手术直接污染手术部位，也可通过淋巴管、血液循环系统播散至手术部位造成感染。手术部位微小的破口可能会增加细菌的繁殖与寄生。

2. 外源性感染

（1）手术组人员

①手术组人员的手：手术组人员的手经过各种正规的洗手消毒法仅能使手上的细菌数下降11.1%，一旦手套损坏，污染的手即成为感染源，其中指甲往往是重要的储菌源。

②手术组人员的头发：头发中携带的金黄色葡萄球菌成为手术部位感染的来源。

③手术组人员的上呼吸道：主刀人员术中说话、咳嗽、喷嚏、口罩佩带方法错误时，人员呼吸道的正常菌群或致病菌将进入病人体内。

④手术组人员的无菌操作：围术期无菌操作不规范，导致手术部位被污染。

（2）环境

①空气：手术室空气中的尘埃粒子成为细菌的附着物。

②仪器、手术器材、敷料、药液等：手术中使用的一切物品均应无菌，如果消毒灭菌不合格或物品被污染，将直接引起手术部位感染。

（二）易感因素

1. 年龄

婴幼儿和高龄病人易发生手术部位感染。

2. 营养状况

营养不良者，特别是低蛋白血症的病人，手术切口愈合慢，易发生手术部位的感染。肥胖者影响手术暴露，延长手术时间，且腹壁脂肪影响手术切口愈合，易发生脂肪液化。

3. 基础疾病

严重基础疾病的病人易发生于术部位感染，如恶性肿瘤、糖尿病、慢性肾炎、低体温症等。

4. 特殊治疗

类固醇或免疫抑制剂的使用可增加病人对感染的易感性，并可掩盖感染症状。

5. 远离手术部位的感染灶

可通过血运或淋巴管系统造成手术部位感染，故原发感染的治疗与控制极为重要。

6. 手术切口类型

随切口污染程度加重，手术部位感染率也增加。

7. 手术区皮肤的准备

尽可能不要清除毛发，如果需要清除毛发，在手术前马上清除，最好用剪刀。剃刀会刮伤皮肤，为细菌菌落聚集创造了微生态环境。

8. 手术时间

白天手术的手术部位感染率低于夜间。随着手术持续时间的延长，手术部位感染率也呈上升趋势。其原因为：随着手术持续时间延长，手术部位细菌数增加，手术操作及无菌操作精确度下降，手术部位周围组织抵抗力下降，麻醉药用量增多。

9. 术中病人体温控制

术中低体温可使氧摄入量降低，损害中性粒细胞的杀菌能力，从而减少胶原蛋白的沉积致手术切口愈合延迟。

10. 手术衣和消毒盖布

材质的选用极为重要。避免使用不透气、容易渗透的材质，否则会造成手术过程中医务人员与病人的汗使局部细菌增殖，并可通过渗透污染手术部位。

（三）预防与控制措施

1. 手术前

（1）积极治疗原发疾病，特别是感染性疾病。

（2）加强营养，纠正贫血与低蛋白血症。

（3）采用正确的术前皮肤准备方法：

①用消毒皂沐浴。

②尽可能不除毛发，如果需除毛发尽可能在术前剪毛或用脱毛膏。

③严格进行手术区皮肤消毒，注意消毒范围与顺序。

④铺无菌巾之前应对手术部位做标记，铺巾后不得移动无菌巾。无菌巾力求干燥，提倡使用防渗透材质的无菌巾。

（4）手术组人员准备

更换鞋、衣、裤，正确戴口罩、帽子，刷手后戴无菌手套，穿手术衣。有感染的人员不得进入手术室。

（5）术前正确使用预防用抗菌药物

①药物的选择：抗菌药物的选择视预防目的而定，且必须是疗效肯定、安全、使用方便及价格相对较低的品种。为预防术后切口感染，应针对金黄色葡萄球菌（以下简称金葡菌）选用药物。预防器官－腔隙感染，则需依据手术野污染或可能的污染菌种类选用，并参考本医院细菌耐药状况选用品种。如结肠或直肠手术前应选用对大肠埃希菌和脆弱拟杆菌有效的抗菌药物。

②给药方法：接受清洁手术者，可以不用或术前使用1次，在术前0.5～lh内给药，或麻醉开始时给药（静脉给药可在术前0.5h，肌注在术前0.5～1h），重手术切口暴露时局部组织中已达到足以杀灭手术过程中污染手术野细菌的药物浓童。如果手术时问超过3h，或失血量大（>1500ml），可在手术中给予第2剂（使用长半衰期抗菌药者除外）。

③抗菌药的有效覆盖时间：包括整个手术过程和手术结束后4h，总的预防用药时间不超过24h，个别情况可延长至48h。手术时间较短（<2h）的清洁手术，术前用药一剂即可。接受清洁－污染手术者的手术时预防用药时间亦为24h，必要时延长至48h。污染手术可依据患者情况酌量延长。对手术前已存在感染者，抗菌药使用时间应按治疗性应用而定。

2. 手术中

（1）严格控制手术室人员

进入手术室的人员应尽量减少不必要的走动和谈笑。限制参观人数，有条件的医院应电视参观。

（2）注意术中保暖

使用温热盐水、保温垫等。

（3）手术技巧

严格无菌操作和熟练的手术操作是减少手术部位感染的有力保证。组织处理不当、止血不彻底、切口冲洗不够，切口缝合张力过高、缝合部位缺血、引流管放置不当或局部存在无效腔等，均可增加术后手术部位感染的机会。

（4）污染物品的处理

认真及时收集术中污染物品，严格区分放置清洁物品与污染物品，保持手术室的清洁干燥。

3. 手术后

（1）切口缝合后覆盖吸附能力较好的敷料，渗湿后立即更换。

（2）换药时严格无菌操作，先换清洁伤口，再换污染伤口。每次换药后洗手。做好术后护理，强调正确的咳嗽方法和引流管的处理。

第六节　皮肤软组织医院感染

一、诊断标准

皮肤和软组织医院感染诊断标准见表11－6。

表 11－6　皮肤和软组织医院感染诊断标准

诊断	常见症状及诊断	实验室检查	备注
皮肤感染	符合下述两条之一即可诊断： ①皮肤有脓性分泌物、脓疱、水疱或疖肿等 ②患者有局部疼痛或压痛，局部红肿或发热，无其他原因解释者	临床诊断基础上，符合下述之一即可诊断： ①从感染部位的引流物或抽吸物中培养出病原体 ②血液或感染组织特异性病原体抗原检测阳性 ③IgM 抗体效价达到诊断水平或双份血清 IgG 呈 4 倍升高	
软组织感染	符合下述三条之一即可诊断： ①从感染部位引流出脓液 ②外科手术或组织病理检查证实有感染 ③患者有局部疼痛或压痛、局部红肿或发热，无其他原因解释	临床诊断基础上，符合下述两条之一即可诊断： ①血液特异性病原体抗原检测阳性，或血清 IgM 抗体效价达到诊断水平，或双份血清 IgG 呈 4 倍升高 ②从感染部位的引流物或组织中培养出病原体	
褥疮感染	褥疮局部红、压痛或褥疮边缘肿胀，并有脓性分泌物	临床诊断基础上，分泌物培养阳性	
烧伤感染	①烧伤表面的形态或特点发生改变，如焦痂很快分离或焦痂变棕黑、黑色、紫罗兰色或烧伤边缘水肿 ②同时具有下述两条之一： a. 创面有脓性分泌物 b. 患者出现发热 > 38℃或低体温 < 36℃，合并低血压、少尿、糖耐量水平下降或精神异常等	临床诊断基础上，符合下述条件之一即可诊断： ①血液培养阳性并除外有其他部位感染 ②烧伤组织活检显示微生物向临近组织浸润 ③组织活检或伤口刮取物持在普通显微镜或电镜下出现单纯疱疹病毒的涵体或电镜下看到病毒颗粒	①单纯发热不能诊断为烧伤感染 ②移植的皮肤发生排斥反应并伴有感染临床证据（炎症或脓液），视为医院感染 ③供皮区感染属烧伤感染
乳腺脓肿或乳腺炎	符合下述三条之一即可诊断： ①红、肿、热、痛等炎症表现或伴有发热，排除授乳妇女的乳汁淤积 ②外科手术证实 ③临床医生诊断的乳腺脓肿	临床诊断基础上，引流物或针吸物培养阳性	

续表

诊断	常见症状及诊断	实验室检查	备注
脐炎	新生儿脐部有红肿或有脓性渗出物	临床诊断基础上，符合下述两条之一即可诊断： ①引流物或针吸液培养阳性 ②血液培养阳性，并排除其他部位感染	与脐部插管有关的脐动静脉感染应归于心血管系统的动静脉感染
婴儿脓疱病	符合下述两条之一即可诊断： ①皮肤出现一个或多个脓疱。 ②临床医生诊断为皮肤感染者使用了抗感染治疗	临床诊断基础上，分泌物培养阳性	非感染性脓疱病不应看做医院感染

二、皮肤软组织医院感染预防与控制

（一）一般措施

1. 定期进行医院感染监测，如医院感染发生率、医院感染患病率、医院感染续发率、医院感染漏报率等。

2. 制订感染措施，如隔离患者、检疫、检查病原携带者等。

3. 防止交叉感染的发生，严格遵守和执行消毒隔离制度，接触病人前后均应洗手。

4. 落实等级护理，严格按基础护理标准要求，保持患者皮肤及床单位的清洁、整齐和规范。

5. 规范消毒剂和现代消毒技术的应用、废物的妥善处理及配餐间、厕所卫生守则的完善等，减少环境受细菌污染。

6. 严格住院病人的终末处理，对于传染疾病患者，其用物和床单位均应按规定进行消毒或其他处理。

7. 积极治疗医院内感染，合理使用抗生素，并注意改善病人体质，增强病人免疫功能。

（二）具体措施

1. 皮肤感染及软组织感染

皮肤和软组织感染是指病人在住院期间发生皮肤或皮下组织化脓、各种皮炎、褥疮感染、静脉导管及针头穿刺部位感染等。人体的皮肤是机体与外环境的主要屏障，很容易受到微生物的侵袭。有一些细菌长期寄生在人体皮肤表面，与人体表面的微环境保持平衡，并不引起疾病。当人体抵抗力下降、皮肤受损、皮肤表面的微环境发生改变等情况下，细菌微生物就会异常繁殖乘虚而入，发生感染。住院病人中凡有气管插管、多次手术或延长手术时间、留置导尿、应用化疗、放疗、免疫抑制剂者，以及老年病人，均应视为预防医院感染的重点对象。软组织感染又包括坏死性筋膜炎、感染性坏疽、坏死性蜂窝组织炎、感染性肌炎、淋巴结炎及淋巴管炎等。

（1）保持患者皮肤和口腔黏膜的清洁。

（2）无论医务工作者还是病患者，均应剪短指甲，保持手卫生，防皮肤受损及交叉感染。

（3）指导患者穿宽松、柔软的衣服，以棉织物或丝织品为佳，并选择适宜的护肤品。

（4）注意院内定期杀灭蚊虫及老鼠，防蚊虫蜇咬。

（5）保持病室内温湿度适宜，避免温湿度过高或过低。

（6）治疗时勿烫伤或损伤皮肤，使用热水袋保暖时，应用毛巾包好；进行侵入性操作时，应严格无菌操作，准确、迅速。

（7）保持饮食清淡，忌食辛辣、刺激、肥腻厚味之品，多饮水，最好戒烟。

（8）保持病室内及病人床单位清洁、规范，定期或按需要进行更换或消毒处理。

（9）各种医疗及预防注射（包括皮试、卡介苗接种等）应实行一人一针一管，各种医疗器械及用具均应实行一人一用一消毒（如采血针、针灸针、手术器械，划痕针、探针、各种内窥镜以及口腔科钻头、穿耳孔和刺纹用的针等）。严格对带血污染物的消毒处理。

（10）为了防止静脉输液发生感染，应严格洗手和掌握无菌操作。放置高营养输液管或给易发生感染病人作静脉补液时，应带无菌手套操作。作静脉穿刺时宜用较小针头，尽可能选用外周静脉，避免使用股静脉。在导管接头处可加用多粘菌素、新霉素及杆菌肽制成的软膏或碘伏软膏封口，输液导管中加用过滤膜，防止细菌从导管中进入。静脉切开一般不用，而只作为最后静脉补液手段。补液期间每天检查和清洁静脉穿刺部位，一旦有局部皮肤感染或静脉炎发生应及时拔管，并对输液管、针头以及患者血液进行细菌和真菌培养。每一输液部位的维持时间不应超过48～72h。

（11）已出现皮肤感染或软组织感染者要随时观察病情变化，及时治疗。

2. 褥疮感染

住院患者由于长期卧床受压，引起神经营养紊乱及血循环障碍，局部软组织持续缺血，营养不良，易发生褥疮。做好患者的皮肤护理，是预防院内褥疮感染的关键。根据感染的部位，它又分褥疮浅表部和深部组织感染。

（1）避免局部长期受压

①鼓励和协助卧床病人经常更换卧位，减少受压时间，一般每2～3h翻身1次，最长不超过4h，必要时每h翻身1次，建立床头翻身记录卡，协助病人翻身时动作要轻，尽量取得病人合作，不能合作者要轻抬轻放，避免拖、拉、推等粗暴做法，以防擦伤皮肤。

②保护骨隆突处和支持身体空隙处，为易受压处垫软枕、软棉垫或气垫，夏季垫水垫或小型凉垫都可起到很好的减压和透气作用，以减少褥疮发生。

③使用石膏、夹板、牵引的病人衬垫应松软合适不要过紧，经常观察局部皮肤和肢端皮肤的改变，以免肢端坏死。

（2）避免潮湿、摩擦及排泄物刺激

①床铺要经常整理、更换。保持清洁、干燥、平整、无碎屑，不可让病人直接卧于橡胶单上。

②若有溃疡及伤口要及时清除分泌物，更换敷料。

③不可用破损的便盆，必要时可在便盆上加棉布垫以减少摩擦，使用便盆不可硬拉、硬塞。

（3）增进局部血液循环

定时用热水擦澡、擦背和局部按摩受压部位，以促进局部的血液循环；血运差的受压部位可用红外线每天照射20～30min，增加局部血运和增加皮肤的免疫力。常洗澡、常通风、晒太阳，多方位改善病人环境，有利于早日康复。

（4）增加营养的摄入

长期卧床者或病重者，应注意全身营养，根据病情给予高蛋白、高维生素饮食，鼓励多进食，不能自理者应及时、按时喂水、喂食，加强饮食护理，以增强抵抗力和组织修复能力。

3. 脓疱疮

俗称黄水疮，是最常见的化脓性球菌感染引起的皮肤病，通过接触传染，多发生在气温高、湿度大的夏秋季节。易在儿童中造成流行。好发于2～7岁儿童，患儿常因瘙痒而不断搔抓，从而将细菌接种到其他部位，发生新的皮疹，因此预防脓疱疮院内感染的关键是做好消毒隔离工作，防止交叉感染。

（1）注意病室内清洁卫生，定期消毒、杀虫，定时通风换气，保持室内温湿度适宜。

（2）保持床单位清洁、干燥，定期更换、消毒处理。

（3）注意患者的个人卫生，保持皮肤清洁、干燥，定期为患者修剪指甲。

（4）积极治疗脓疱疮，床边隔离，患者使用过的物品（包括衣服、毛巾及用具等）应予以消毒。

（5）避免搔抓，防止传染。

4. 烧伤感染

烧伤后容易发生局部或全身感染，因此感染的预防和护理尤为重要，合理的预防措施包括以下几个方面：

（1）清创术、无菌操作和消毒隔离措施的落实

①烧伤后引起全身性感染的致病菌不完全来自创面，但创面的细菌与感染有关，因此采取减少细菌措施是非常必要的。常用的措施有清创术、无菌操作原则和消毒隔离措施。病人入院早期在不妨碍抗休克的前提下应施以必要的清创，即清除创面上的污染物和腐皮。先用1‰苯扎溴铵或0.5%氯己定冲洗创面，再用20～35℃的生理盐水冲洗创面，以减少创面的细菌数。

②无菌操作和消毒隔离措施是防止院内感染的重要方法。有条件者可将病人放置在无菌的层流室内，若无条件，应对病房每天消毒，并进行隔离，减少人员流动。对可能引起交叉感染的一切因素（如病房内用具、医护人员携带物等）都应避免。

③定期进行衣物和被服的更换和消毒，保持病室内清洁规范。

（2）加强营养

大面积烧伤病人通常同时存在营养不良、免疫功能低下和感染，三者互为因果。有研究表明，严重烧伤病人在足够的热量供应下，高蛋白治疗组的调理指数、血清总蛋白、转铁蛋

白、C3 和 IgG 水平均高于对照组。因此加强营养并注意维持正氮平衡能显著减少侵袭性感染的发生率和死亡率。

（3）及时进行免疫治疗

及时进行免疫治疗，并观察用药后反应。一般注射菌苗后局部可出现红肿，体温升高等情况，若反应严重时应停止或减少菌苗剂量。烧伤感染的免疫法研究较多的是绿脓杆菌感染的免疫疗法。免疫疗法分主动免疫和被动免疫。目前临床应用的主动免疫主要是绿脓杆菌菌苗，被动免疫是绿脓杆菌免疫球蛋白或高价免疫血清（或血浆）。主动免疫一般经 5 ~7 天，血清中 IgG 抗体的含量才能达到保护水平，维持时间较短暂，须连续免疫，3 ~7 天接种一次直到绿脓杆菌感染的威胁消失。被动免疫一般在一周内注射，绿脓杆菌免疫球蛋白在入院当天开始注射，连续 3 天，成人每次 0. 5ml，儿童 0. 2ml。被动免疫可弥补主动免疫产生时间较长的缺点。

（4）预防性应用抗生素

预防性应用抗生素的原则是早期、联合、足量和敏感。合理地应用抗生素可以降低侵袭性感染的发生率。早期是指对大面积及深度烧伤或污染较严重的病人入院后即应用抗生素预防感染；联合是指联合应用两类抗生素的抑制细菌在创面上及痂下大量繁殖，一般采用先锋霉素加阿米卡星。

（5）积极治疗创面

烧伤创面的坏死组织为细菌提供了良好的培养基，创面是感染的主要来源。而且烧伤后免疫功能的损害也随着创面愈合或经切痂植皮覆盖后大多恢复正常。所以积极处理创面（包括切痂植皮、局部外用药物促进创面愈合）是预防感染的关键。

5. 乳腺脓肿或乳腺炎

乳腺（乳头、乳晕）炎，较多见的为急性乳腺炎，该病多在初产妇的哺乳期发生，多因排乳不畅、乳汁淤积或失治形成，部分因局部受感染或机体抗病力下降引起。

（1）指导患者正确哺乳，保持乳房部清洁、卫生。

（2）避免局部有侵入性操作，若有应严格无菌操作。

（3）操作时避免抓捏乳房，损伤乳腺。

（4）做好健康宣教：

①注意妊娠期的乳房卫生，从孕后 6 个月开始，每天用清洁水或中性肥皂水擦洗乳头、乳晕，或用白酒（75% 酒精也可）棉球蘸涂乳头及乳晕，以提高局部的抵抗力。

②先天乳头畸形者，及早加以矫正。可用小酒盅扣在乳头上，外用布带固定；或用吸奶器吸出，每日 1 ~2 次，或行乳房按摩，或用手轻柔的牵拉等。

③保持乳汁通畅。乳汁淤积是引发乳腺炎的重要因素。产后应定时哺乳，每次将乳汁吸尽，吸不尽时可用吸乳器或按摩挤出，使乳汁尽量排空。若乳汁过稠，宜多进汤液饮食。

④保持情志舒畅。情志不畅者易引起乳汁不畅。

⑤有乳头皲裂者或机体其他的感染者应积极治疗。

⑥注意乳婴的口腔卫生，如口腔有病应及时治疗，改用喂奶法。

⑦不要养成乳婴含乳头睡眠习惯，注意哺乳姿势。

⑧一旦发现乳房有异常变化，应即时处理，如手法排乳，以免病情加重。

⑨在保持饮食的丰富和多样性的同时，要有目的的吃一些具有通乳作用的食物，如猪蹄、鲫鱼、乌贼鱼、虾、黄花菜、丝瓜、赤小豆、花生、芝麻等，以促进乳汁分泌，防止乳汁郁积。

⑩勿过紧束胸，穿合适内衣。

6. 脐炎

导致新生儿脐带院内感染的主要原因有：出生后结扎脐带时污染或在脐带脱落前后敷料被粪、尿污染；羊膜早破，出生前脐带被污染；分娩过程中脐带被产道内细菌污染；被脐尿管瘘或卵黄管瘘流出物污染；继发于脐茸或脐窦的感染等。

（1）预防的关键在于断脐时应严格无菌操作，断脐的用具和结扎脐带的线均要严格消毒。若紧急接生时消毒不严，应在数小时内再次重新断脐和严格消毒脐带残端。

（2）脐残端脱落前后，保持脐部清洁干燥，勤换尿布，每天可用75%的医用酒精涂擦脐残端和周围2～3次。如果有结痂形成，涂擦酒精时应将结痂掀起，从内向外涂擦进行消毒。

（3）不能使用甲紫、红汞等有色药物涂擦脐部，以免影响观察；避免使用松花粉、爽身粉等粉状药物，因粉状异物的刺激可引起脐部慢性炎症而形成肉芽肿，不易愈合。

（4）如发现脐部出现红肿或有脓性分泌物等脐炎的表现，应及时治疗。

第十二章　医院感染流行病学与统计方法学

医院感染不仅给病人带来巨大的痛苦，也给公共卫生带来沉重的负担。开展医院感染的流行病学调查，及时了解掌握感染发生的动态及原因是医院感染管理的一项重要任务，也是从事临床工作时必备的医学知识。

第一节　医院感染流行病学概念与研究方法

一、概念

流行病学是研究人群中疾病与健康状况的分布及其影响因素，并研究防治疾病及促进健康的策略和措施的科学。医院感染流行病学是现代流行病学的一个分支，是医院感染学与传染病流行病学、分子流行病学、临床流行病学、管理流行病学的交叉与结合，是应用流行病学的方法原理，通过对医院感染的诊断、治疗、预后、分布及其影响因素的研究，为临床预防和控制医院感提供决策依据的学科，并最终达到降低医院感染发病率的目的。

二、医院感染流行病学研究常用方法

随着医学科学的发展，各级医院不断引进新的诊断及治疗技术，包括众多新的抗菌药物的应用，均可能给医院感染的预防带来许多新的问题，要想正确认识这些可能成为医院感染的新的危险因素，就必须通过科学的流行病学调查分析，才能得出正确的结论，以便采取有针对性的措施，达到预防及控制医院感染发生的目的。医院感染流行病学常用的方法有描述性研究、分析性研究、实验流行病学研究以及分子流行病学研究等。

（一）描述性研究

描述性研究（Descriptive study），又称为描述性流行病学（Descriptive epidemiology），是观察性流行病学研究中的一种类型。通常情况下有关医院感染的流行病学研究，首先是从描述性研究开始，然后根据其研究结果提出病因假设或提出病因线索，再进一步开展分析性研究或实验性研究来验证病因假设。描述性研究主要包括病例调查、暴发调查、现况研究（横断面研究）和生态学研究等，其中病例调查、暴发调查和现况研究是医院感染流行病学

最常用的方法。

（二）分析性研究

病例对照研究（Case - control study）是按已知患有某种疾病与未患某种疾病分为病例组和对照组，通过询问，实验室检查或复查病史，收集既往各种可能的危险因素的暴露史，进而分析疾病与暴露的关系，是进行病因研究的常用方法。

队列研究（Cohort study）是将一个范围明确的人群按是否暴露某可疑因素或其暴露程度的不同分为不同亚组，追踪其各自的结局，比较不同亚组之间结局的差异，从而判定暴露因子与结局之间有无因果关联及关联大小的一种观察性研究方法。主要是检验病因假设，用于临床研究和评价预防控制与治疗效果。

（三）实验流行病学研究

实验流行病学（Experiment epidemiology）研究是将合适的对象，按随机分配的原则分为两组，人为地给一组以某种干预措施作为实验组，另一组不给予作为对照组，然后随访一段时间，并比较两组发病或死亡情况的差异，据此评价干预对疾病的影响。流行病学实验研究要求实验组和对照组除干预因素外，其他方面特征是可比的。

（四）分子流行病学研究

分子流行病学研究是运用现代先进的实验室技术检测标志物如 DNA、RNA 与蛋白质，及质粒图谱分析、聚合酶链反应（PCR）等，从分子水平探讨疾病病因的研究方法，其主要作用在于，准确判定医院感染以及医院感染的传染源、传播途径、传染范围和导致医院感染的病原微生物，并且广泛运用于医院感染耐药菌株的监测和研究。

第二节　医院感染的分布特征

研究医院感染分布特征，可以掌握医院感染的传染源、传播途径以及易感人群以及流行趋势，为医院感染的控制和预防提供引导。医院感染的分布是指医院感染在不同人群、不同时间（不同年代）以及不同地区（不同科室）的医院人群中的发生情况。通过定期描述医院感染的分布，对医院感染的发生进行监测，可以帮助临床了解医院感染的特征和进行针对性的预防。

（一）医院感染的人群分布

医院感染的人群分布是指医院内不同特征人群中，医院感染的发生情况。包括不同性别、年龄、不同病种和接受特殊治疗的人群（比如接受气管插管的人群）等。

1. 年龄

不同年龄人群医院感染的发生率差别很大，老年人和婴幼儿是高危人群。老年人随着年龄的增长，各器官功能老化，机体免疫水平逐步下降，各种慢性疾病逐步产生且不易治愈，出现的医院感染症状大都不典型且易被覆盖，婴幼儿来自母体的免疫逐步消失，各种器官和免疫功能发育尚不成熟，抵抗外界侵袭的能力较弱，因而易发生医院感染。

2. 性别

医院感染的发生无性别差异，但是特殊部位的感染有所不同，如泌尿道感染，由于生理解剖的特点，女性较男性高。

3. 疾病

在不同疾病的住院病人中，医院感染的发生率有明显差别。据1998年6月~1999年5月全国医院感染监测系统的监测报告显示：医院感染以下呼吸道感染多见，占30.4%，其次为胃肠道、泌尿道与术后伤口，各占10%左右。

4. 危险因素

暴露于各种介入性诊疗操作、化疗、长期应用免疫抑制药、抗菌药物等危险因素下的患者，医院感染发生率明显增高。如气管插管者，留置导尿管者，实施手术者，医院感染发病率呈正向上升，另外住院时间与医院感染呈正相关。

（二）医院感染的时间分布

由于医院感染的环境特殊，危险因素普遍存在，因此医院感染可长年发生，且无明显的周期性和季节性分布特点。但是，由于病原谱的改变，抗生素的广泛使用甚至是滥用，以及长期来各种新的诊断和治疗技术的使用，医院感染存在明显的长期趋势。医院感染的长期趋势是从一个较长时期来考察医院感染的演变过程，包括感染率、病原体及其耐药性等方面的变化趋势。国内外医院感染的发生率均呈上升趋势，其高低主要受医院感染管理的规范化程度及新的诊断及治疗技术应用的程度等因素影响。医院感染的病原体在20世纪30年代初主要以革兰阳性球菌为主，如B群溶血性链球菌和葡萄球菌；20世纪50年代以后，医院感染的病原体又转变为以耐药金黄色葡萄球菌多见，且致病性强，常可以引起医院感染的流行与暴发。20世纪60年代初起，医院感染的病原菌中革兰阳性球菌的比例不断下降，取而代之的是革兰阴性杆菌和真菌的比例在不断上升。20世纪90年代以来，革兰阳性球菌尤其是耐药性甚至是多耐药性的革兰阳性球菌所占的比例在回升，还有一些新的病原体如艾滋病病毒也成为医院感染不可忽视的病原体之一。1999~2007年全国医院感染监控网资料显示院内感染病原菌仍以革兰阴性菌为主占48.86%，革兰阳性菌占26.21%，真菌的比例为24.21%。

（三）医院感染的地区分布

医院感染的分布不仅可以表现出国家间的差别，且在同一国家内不同等级医院里发生的频率也有所不同。一般特点是级别愈高的医院，其医院感染的发生率愈高。医院感染表现出教学医院高于非教学医院，大医院（>1000张病床）高于小医院（<500张病床），其原因与这些级别高的医院或教学医院收治的病人往往病情较重，加上又有较多的危险因素和侵入性操作等，均可增加医院感染的发生。此外，即使同一科室也可因收治的不同系统疾病的病

人而表现出医院感染发生率的差别，如同为内科但却以患血液系统疾病和肾病系统疾病患者医院感染的发生率高。通常医院感染多易发生在各种类型的ICU、新生儿病房、危重病人抢救室、神经外科病房、烧伤病房、心胸外科、呼吸病房、血液病房和肾病病房等。据1998年6月~1999年5月全国医院感染监测系统的监测报告显示：各科室医院感染率以内科、外科、儿科较高，妇产科居中，五官科较低，由高至低依次为内科5.3%、外科4.0%、儿科3.2%、妇科2.5%、产科2.3%、五官科1.2%。

（四）医院感染的发病特点

医院感染在临床上多以散在形式发病，在临床上存在一定的差异性和复杂性，并呈现以下特点。

1. 临床表现的非典型性

医院感染易被病人的原发病和基础疾病所掩盖。另一方面，病人的反应性也各有差异，如免疫力低下的患者，吞噬细胞的吞噬和趋化功能受抑制，炎症表现轻化或无。医院感染还常呈现混合感染、二重感染。以上情况使得感染的症状不典型。

2. 诊断的复杂性

医院感染诊断除了依据临床症状和体征，病原学检测以及影像学检查同样非常重要。对免疫力极度低下者，即使无症状也应定期进行血、尿、便、痰的各项培养和影像学检查，必要时进行活体检查。进行病原学检测时除考虑有氧培养还要进行厌氧、真菌、L型培养以及免疫学方法测定，且对其培养结果还必须排除自身的携带菌和操作中的污染菌。

3. 医院感染的难治性

近年来多重耐药菌已经成为医院感染重要病原菌，常见多重耐药菌包括耐甲氧西林金黄色葡萄球菌（MRSA）、耐万古霉素肠球菌（VRE）、产超广谱β-内酰胺酶（ESBLs）细菌、耐碳青霉烯类抗菌药物肠杆菌科细菌（CRE）（如产I型新德里金属β-内酰胺酶［NDM-1］或产碳青霉烯酶［KPC］的肠杆菌科细菌）、耐碳青霉烯类抗菌药物鲍曼不动杆菌(CR-AB)、多重耐药/泛耐药铜绿假单胞菌（MDR/PDR-PA）和多重耐药结核分枝杆菌等，由多重耐药菌引起的感染呈现复杂性、难治性等特点。

第三节　医院感染的常用统计方法

医学统计学（medical statistics）就是一门“运用统计学的原理和方法，研究医学科研中有关数据的收集、整理和分析的应用科学”。随着医学的发展，作为医学科学研究方法学的医学统计学（medical statistics）已逐渐为广大医务工作者和医学科学工作者所认识、所接受，并广为应用。正确运用统计学方法是做好医院感染管理工作的基础，统计学能帮助我们从大量的医院感染信息中提炼出我们需要的信息，即从医院感染事件同质性与变异性的数量表现出发，通过一定数量的观察、对比、分析，揭示医院感染问题的规律性，亦即由偶然性（不确定性）的剖析中，发现医院感染事件的必然性（确定性），并用于医院感染控制和管理的理论和实践。

一、医学统计工作的基本步骤

统计学是统计工作实践的经验总结，又对统计工作全过程起指导作用，这个全过程可分为以下四个基本步骤：设计、收集资料、整理资料、分析资料。

这里所称的设计（design）指统计设计，它是影响研究能否成功的最关键环节，是提高观察或实验质量的重要保证。统计设计的内容包括对资料收集、整理和分析全过程的设想与安排。在设计前，必须参考有关文献，充分了解有关情况，对于什么是研究目的和假说？什么是研究总体，研究对象和观察单位？如何抽取样本？应抽取多少观察单位？对研究对象是否施加干预和如何施加干预？如何设置对照？如何安排处理？需要收集哪些原始资料和如何获取这些资料？需要设置哪些指标来观察研究结果？如何对资料进行整理汇总和计算有关统计指标？如何控制误差和偏倚？预计会得到什么结果？需要多少经费与时间等问题都要周密考虑、统筹安排，力求科学、实用、可行。

收集资料（collection of data）指应采取措施取得准确可靠的原始数据。医院感染工作中的统计资料主要来自日常感染监测的资料，也可以从医院病历中查询。

整理资料（sorting data）是将原始数据净化，系统化和条理化，以便为下一步计算和分析打好基础的过程。所谓净化，是指对原始数据的清理、检查、核对和纠正错误等；所谓系统化和条理化，是指根据研究目的，将原始数据合理分组并归纳汇总等。

分析资料（analysis of data）又称统计分析，包括有关统计指标的选择与计算，统计图表的绘制，有关统计方法的选用与统计软件的应用等，目的是在表达数据特征的基础上，阐明事物的内在联系和规律性。统计分析包括统计描述（statistical description）和统计推断（statistical inference）。

二、医院感染常用的统计学方法

（一）计量资料的统计描述和统计推断

统计描述是指用统计指标和适当的统计图表来描述资料的分布规律及其数量特征。

1. 计量资料的统计描述

统计学用平均数（average）这一指标体系来描述一组变量值的集中位置或平均水平。常用的平均数有算术均数、几何均数和中位数。变异是生物医学数据最显著的特征，因而，要全面刻画一组数据（变量值）的数量特征，除了计算反映数据平均水平的指标外，还必须计算反映变异程度的指标。描述数据变异大小的常用统计指标有极差、四分位数间距、方差、标准差和变异系数。

2. 计量资料的统计推断

常用的统计推断方法有参数估计和假设检验。参数估计有两种方法一是直接用样本统计量估计总体参数，称为点值估计。另一种是区间估计，即按一定的置信度估计总体参数所在的范围，最常用的是 95% 置信区间和 99% 置信区间，由于考虑了抽样误差的大小，区间估计比点值估计更有用。

在抽样研究中，研究设计、收集数据和统计分析是一个整体。每一种假设检验的方法都与相应的研究设计相联系。严格按照研究设计方案，收集客观的数据。样本的获得必须遵循随机的原则。只有在此基础上，假设检验的结论才是有意义的。应用假设检验方法必须符合其适用条件，每一种假设检验方法都有相应的适用条件。在实际应用中，应根据设计类型、变量类型、样本的大小因素选择合适的检验方法，一般 t 检验要求样本取自正态分布总体，而且各总体方差齐同；完全随机设计下两总体均值比较的资料如果方差不齐，则宜用 t′检验或秩和检验。另外，属于配对设计的资料应该使用配对 t 检验。两组以上样本均数的比较应采用方差分析。

t 检验包括：一组样本的 t 检验、配对资料的 t 检验、两独立样本的 t 检验。其中两独立样本的 t 检验是医院感染工作中运用较多的一种。两样本 *t* 检验又称成组 *t* 检验（two - sample / group t - test），适用于完全随机设计两样本均数的比较，此时人们关心的是两样本均数所代表的两总体均数是否不等。两组的完全随机设计是将受试对象完全随机分配到两个不同处理组。

当两样本含量较小（如 $n_1 \leqslant 60$ 或/和 $n_2 \leqslant 60$），且均来自正态总体时，要根据两总体方差是否相等而采用不同检验方法。

当两总体方差相等，即 $\sigma_1^2 = \sigma_2^2$ 时，可将两样本方差合并，求两者的共同方差——合并方差 S_c^2。

两样本 *t* 检验的检验统计量可在 H_0：$\mu = \mu_1 - \mu_{=}\mu_0 = 0$ 条件下构造如下。

$$t = \frac{(\bar{X}_1 - \bar{X}_2) - (\mu_1 - \mu_2)}{S_{\bar{X}_1 - \bar{X}_2}} = \frac{\bar{X}_1 - \bar{X}_2}{S_{\bar{X}_1 - \bar{X}_2}}, \quad \nu = n_1 + n_2 - 2 \qquad (12-1)$$

即

$$t = \frac{\bar{X}_1 - \bar{X}_2}{\sqrt{S_C^2\left(\frac{1}{n_1} + \frac{1}{n_2}\right)}}$$

$$= \frac{\bar{X}_1 - \bar{X}_2}{\sqrt{\frac{\sum X_1^2 - \frac{(\sum X_1)^2}{n_1} + \sum X_2^2 - \frac{(\sum X_2)^2}{n_2}}{n_1 + n_2 - 2}\left(\frac{1}{n_1} + \frac{1}{n_2}\right)}}$$

$$= \frac{\bar{X}_1 - \bar{X}_2}{\sqrt{\frac{(n_1 - 1)S_1^2 + (n_2 - 1)S_2^2}{n_1 + n_2 - 2}\left(\frac{1}{n_1} + \frac{1}{n_2}\right)}}, \quad \nu = n_1 + n_2 - 2 \qquad (12-2)$$

例 12 - 1　为研究 C 反应蛋白在鉴别细菌感染与病毒感染中的作用，某医院将 ICU 收治的病例按照病毒细菌性感染和病毒性感染分为两组，各收集 20 个病例，见表 12 - 1，比较细菌和病毒感染患者血液中 C 反应蛋白的浓度是否有差异？

表 12－1　细菌感染组和病毒感染 C 反应蛋白值（mg/L）比较

细菌感染	84.27	90.07	83.36	87.59	83.24	88.68	93.38	82.80	83.83	82.07
（$n_1=20$）X_1	84.25	89.22	88.07	84.47	81.92	87.17	84.86	91.30	90.78	94.75
病毒感染	3.90	7.67	3.31	6.05	3.23	6.76	9.82	2.95	3.61	2.47
（$n_2=20$）X_2	3.89	7.12	6.37	4.03	2.37	5.79	4.28	8.46	8.13	10.71

（1）建立检验假设，确定检验水准

H_0：$\mu_1=\mu_2$，即细菌感染与病毒感染血液中 C 反应蛋白的浓度总体均数相等

H_1：$\mu_1\neq\mu_2$，即细菌感染与病毒感染血液中 C 反应蛋白的浓度总体均数不相等

$\alpha=0.05$

（2）计算检验统计量

今算得细菌感染组血液中 C 反应蛋白的浓度值均数$\overline{X}_1=86.80$（mg/L），标准差 $S_1=3.856$（mg/L）；病毒感染组血液中 C 反应蛋白的浓度值均数 $\overline{X}_2=5.55$（mg/L），标准差 $S_2=2.51$（mg/L）。按公式（12－2）

$$t=\frac{\overline{X}_1-\overline{X}_2}{\sqrt{\frac{(n_1-1)S_1^2+(n_2-1)S_2^2}{n_1+n_2-2}\left(\frac{1}{n_1}+\frac{1}{n_2}\right)}}=\frac{\overline{X}_1-\overline{X}_2}{\sqrt{\frac{S_1^2+S_2^2}{n}}}=\frac{86.80-5.55}{\sqrt{\frac{3.86^2+2.51^2}{20}}}=79.03$$

$$\nu=n_1+n_2-2=2(n-1)=2(20-1)=38$$

（3）确定 P 值，做出推断结论

以 $\nu=38$、$t=79.03$，查 t 界值表得 $P<0.01$。按 $\alpha=0.05$ 水准，拒绝 H_0，差异有统计学意义。可以能认为细菌感染者血液中 C 反应蛋白的浓度高于病毒感染者血液中 C 反应蛋白的浓度。

进行两小样本均数比较，若两总体方差不等，即 $\sigma_1^2\neq\sigma_2^2$ 时，可采用数据变换（如两样本几何均数的 t 检验，就是将原始数据取对数后进行 t 检验）或近似 t 检验——t' 检验或秩转换的非参数检验。

（二）计数资料的统计描述和统计推断

1. 计数资料的统计描述

计数资料常见的数据形式是绝对数，如某病的出院人数、治愈人数、死亡人数等。但绝对数通常不具有可比性，如甲、乙两个医院某病出院人数不同时，比较两医院该病的死亡人数没有意义，因此需要在绝对数的基础上计算相对数。常用的相对数指标有比、比例和率三种。两个绝对数之比称为比（ratio），或称相对比；当比的分子是分母的一部分时，称为比例（proportion），或称结构相对数；当比例与时间有关系时称为率（rate），或称强度相对数。在应用中有时习惯将某些比例称为率，如患病率、治愈率等，也可称为强度相对数。

应用相对数时需要注意：①结构相对数和强度相对数不能混用。②计算相对数应有足够数量，如果例数较少会使相对数波动较大。如某种疗法治疗 5 例病人 5 例全部治愈，则计算

治愈率为$\frac{5}{5}\times100\%=100\%$；若4例治愈，则治愈率为$\frac{4}{5}\times100\%=80\%$，由100%至80%波动幅度较大，但实际上只有1例的变化。③正确计算合计率，对分组资料计算合计率或称平均率时，不能简单地由各组率相加或平均而得，而应用合计的有关实际数字进行计算。④注意资料的可比性，在比较相对数时，除了要对比的因素（如不同的药物），其余的影响因素应尽可能相同或相近。⑤对比不同时期资料应注意客观条件是否相同。例如，疾病报告制度完善和资料完整的地区或年份，发病率可以"升高"；居民因医疗普及，就诊机会增加，或诊断技术提高，也会引起发病率"升高"。⑥样本率（或构成比）的抽样误差不能仅凭数字表面相差大小下结论，而应进行样本率（或构成比）差别的假设检验。

2. 计数资料的统计推断

计数资料的统计推断最常用的方法是χ^2检验，可用于推断两个总体率或构成比之间有无差别、多个总体率或构成比之间有无差别、多个样本率间的多重比较、两个分类变量之间有无关联性的统计分析。现介绍两样本率比较的χ^2检验。

例12－2　研究178所医院住院患者医院感染危险因素调查分析，比较使用呼吸机的住院患者与不使用呼吸机住院患者的肺部感染率差异？（表12－2）

表12－2　使用呼吸机的住院患者医院感染率

使用呼吸机	肺部感染		合计	感染率（%）
	有	无		
有	372（8.93）a	3793（91.07）b	4165（$a+b$）	8.93
无	1503（1.54）c	96323（98.46）d	97826（$c+d$）	1.54
合　计	1875（$a+c$）	100116（$b+d$）	101991（n）	1.87

表12－2内只有4个数

a	b
c	d

是该表的基本数据，其余数据都是由这4个基本数据推算出来的，称为四格表（fourfold table）资料。

该例为两样本率比较的资料，既可用u检验也可用χ^2检验来推断两总体率是否有差别，且两种检验方法是等价的。对同一份资料，$u^2=\chi^2$。χ^2检验的检验统计量为χ^2，其基本公式为

$$\chi^2=\sum\frac{(A-T)^2}{T} \qquad (12-3)$$

$$\nu=（行数-1）（列数-1） \qquad (12-4)$$

公式（12－3）亦称Pearsonχ^2。式中A为实际频数（actual frequency），如上例中的4个基本数据

372	3793
1503	96323

；T为实际频数。

理论频数（theoretical frequency）T 是根据检验假设 H_0：$\pi_1=\pi_2$ 确定的。如上例，无效假设是使用呼吸机与不使用呼吸机组发生医院感染的率相等，均等于合计的有效率5.36%。那么理论上，使用呼吸机的4165例住院患者中发生肺部感染者应为4165（1875/101991）=76.57，不发生肺部感染者为4165（100116/101991）=4088.43；同理，不使用呼机机得的97826例住院患者中发生肺部感染者应为97826（1875/101991）=1798.43，不发生肺部感染者为97826（100116/101991）=96027.57。由此可得出理论频数 T 的计算公式为

$$T_{RC}=\frac{n_{R}.\,n_{C}}{n} \qquad (12-5)$$

式中 T_{RC} 为第 R 行（row）第 C 列（column）的理论频数，n_R 为相应行的合计，n_c 为相应列的合计，n 为总例数。

由公式（12-3）可以看出：χ^2 值反映了实际频数与理论频数的吻合程度。若检验假设 H_0 成立，实际频数与理论频数的差值会小，则 χ^2 值也会小；反之，若检验假设 H_0 不成立，实际频数与理论频数的差值会大，则 χ^2 值也会大。由公式（12-4）还可以看出：χ^2 值的大小还取决于 $\frac{(A-T)^2}{T}$ 个数的多少（严格地说是自由度 ν 的大小）。由于各 $\frac{(A-T)^2}{T}$ 皆是正值，故自由度 ν 愈大，χ^2 值也会愈大；所以只有考虑了自由度 ν 的影响，χ^2 值才能正确地反映实际频数 A 和理论频数 T 的吻合程度。χ^2 检验时，要根据自由度 ν 查 χ^2 界值表。定检验水准为 α，当 $\chi^2 \geqslant \chi^2_{\alpha,\nu}$ 时，$P\leqslant\alpha$，拒绝 H_0，接受 H_1；当 $\chi^2<\chi^2_{\alpha,\nu}$ 时，$P>\alpha$，不拒绝 H_0。

由公式（12-4）可见，χ^2 检验的自由度 ν 取决于可以自由取值的格子数目，而不是样本含量 n。四格表资料只有两行两列，$\nu=1$，即在周边合计数固定的情况下，4个基本数据当中只有一个可以自由取值，因此，对于四格表资料，只要根据公式（7-3）计算出一个理论频数 T_{RC} 后，其他3个理论频数可用周边合计数减去相应的理论频数 T 得出。

χ^2 检验的步骤　以例12-2为例说明。

H_0：$\pi_1=\pi_2$，即使用呼吸机与不使用呼吸机的的住院患者发生肺部感染的总体率相等

H_1：$\pi_1\neq\pi_2$，即使用呼吸机与不使用呼吸机的的住院患者发生肺部感染的总体率不等

$\alpha=0.05$

按公式（12-5）计算 T_{11}，然后用减法计算 T_{12}、T_{21} 和 T_{22}：

$T_{11}=1875\times4165/101991=76.57$，$T_{12}=4165-76.57=4088.43$

$T_{21}=1875-76.57=1798.43$，$T_{22}=100116-4088.43=96027.57$

按公式（12-3）计算 χ^2 值：

$$\chi^2=\frac{(372-76.57)^2}{76.57}+\frac{(3793-4088.43)^2}{4088.43}+\frac{(1503-1798.43)^2}{1798.43}+\frac{(96323-96027.57)^2}{92983.21}$$
$$=1210.662$$

按公式（12-4）计算 ν：$\nu=(2-1)(2-1)=1$

以 $\nu=1$ 查 χ^2 界值表得 $P<0.01$。按 $\alpha=0.05$ 水准，拒绝 H_0，接受 H_1，可以认为使用呼吸机与不使用呼吸机的的住院患者发生肺部感染的总体率不相等，即可认为使用呼吸机的住院患者发生肺部感染的总体率高于不使用呼吸机的的住院患者。

公式（12－3）是χ^2检验的基本公式，可用于两个或多个样本率（或构成比）的比较。对于四格表资料和行×列表资料还有专用公式。

四格表资料χ^2检验的专用公式为

$$\chi^2=\frac{(ad-bc)^2n}{(a+b)(c+d)(a+c)(b+d)} \tag{12-6}$$

式中a，b，c，d为四格表的实际频数；$(a+b)$，$(c+d)$，$(a+c)$，$(b+d)$是周边合计数；n为总例数，$n=a+b+c+d$。见表7－1中的相应符号。

公式（12－6）是将上述各符号代入公式（12－5）、（12－3）所得，省去了计算理论频数的步骤，简化了计算。因而，实际应用中，当两样本率比较时，常用公式（12－6）计算检验统计量χ^2值。仍以例12－2资料为例，用公式（12－6）计算χ^2值：

$$\chi^2=\frac{(372\times96323-3793\times1503)^2 101991}{4165\times97826\times1875\times100116}=1210.662$$

结果与用公式（12－3）计算的相同。